VIR KA DAZ

Renata Dembogurski

Editora InVerso

® 2021. Editora Inverso

R. Doutor Goulin, 1523 Alto da Glória
CEP 80040-280 Curitiba-PR
(41) 3254-1616 e (41) 3558-8001
editorainverso@editorainverso.com.br
www.editorainverso.com.br
Facebook.com/editorainverso
Instagram @editorainverso

COORDENAÇÃO EDITORIAL
Cristina Jones
Editora InVerso

CAPA, PROJETO GRÁFICO E DIREÇÃO DE ARTE
Adriane Baldini

REVISÃO
Carlos W. Jorge

DADOS INTERNACIONAIS DE CATALOGAÇÃO NA PUBLICAÇÃO (CIP)
Mona Youssef Hammoud – CRB/ 9ª 1393

D455v

DEMBOGURSKI, Renata. **Virkadaz**
Curitiba: Ed. InVerso, 2021
180 p. 15 X 21 cm – PTBR

ISBN: 978-65-89851-36-3

1. Romance. 2. Distopia. 3. Jornada fantástica.
4. Realidade paralela. 5. Amizade I. Título

CDD: 869.341

Amizade: 177.6

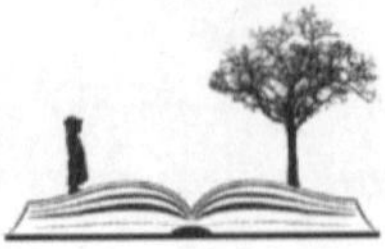

Aos meus amores, Keko e Tom, que sempre acreditaram em Virkadaz.

Para minha vó, por ter despertado minha escrita com sua biografia.

Aos meus pais, pela infância rica em experiências mirabolantes.

Ao tempo, que fez bem em atrasar.

Ao buraco negro, por não nos engolir antes desta publicação e permitir dedicar este livro aos meus queridos leitores.

Agradeço por estar neste plix de Virkadaz em que meu livro é publicado.

Valeu, Universo!

1 MADRUGADA DELONGADA

— Será que dá para fazer esse cachorro parar de latir? — gritei da janela do meu quarto um pouco depois da meia-noite.

Estava impossível dormir. Também, tudo de mais estranho que podia rolar numa festa de aniversário aconteceu. Não era por pouca coisa que estava cozinhando na cama. Era o travesseiro, o mosquito zunindo, o cachorro infernal latindo. Era tudo e nada disso. A cabeça, sim, putz, essa doía muito. Não bem no galo gigante atrás dela, nascido da queda depois do desmaio, quando bati no sofá. Tinha também o desmaio... Mas ainda não era isso. Uma das coisas que incomodava era o latejar pulsante insuportável, exatamente por toda a cabeça. Rodeava, vagava sem trégua. Não tão forte e intensa como as dores que tive antes do desmaio. Aquelas, sim, foram de matar. E foi bem isso que eu tinha pensado na hora: morri. Mas o pior, a comichão que não me deixava pregar os olhos, era por não entender o perrengue todo.

Vai, também pudera, minha festa de quatorze anos a toda, a música preenchendo a casa e eu e meus amigos revezando entre os salgadinhos e o videogame. Havia aquela gritaria da torcida. O meu duelo com Fred arrancava empolgação da galera. Lara a favor de Fred. Julie e seus olhos claros vibravam a cada ponto meu.

Eu estava vidrado no jogo. De pé, nem piscava. A mente ligada nos movimentos. O fluir conduzia suave. Emoção, sim, sem aflição. Nem aí para a zoeira do pessoal. Estava certo de que eu ia ganhar de Fred mesmo com Lui apostando o contrário. Seria meu recorde. Beleza, presentão de aniversário. Foi então que tudo começou.

Leve. Sutil. Uma pontada na cabeça. Veio a sensação de pés sem tato. Percebi que estava um tanto ausente da festa, mesmo com o entusiasmo crescente dos amigos ao meu redor. Às vezes sentia alguém dando um tapinha no ombro, de incentivo, mas não tirava os olhos da frente. Concentração total. Então uma dor lateral, bem na fonte, me fez fechar um dos olhos. Ainda assim o jogo me absorvia. Aos poucos, um lampejo intermitente aumentava a frequência e a intensidade. Logo incomodava a ponto de distrair. Tudo estava ficando embaralhado e o discernimento diminuía. Um grande mal-estar estava para invadir minhas entranhas e sacudir os sentidos.

Aí, do nada, quando achei que não ia suportar, em um piscar de olhos, não tinha mais chão. Tudo ficou escuro. Em instantes me senti sugado para um grande turbilhão, como em um liquidificador de alta potência. As imagens rodavam misturadas em grande velocidade, fluindo rasgadas para o centro de algo. Os ouvidos estavam cheios de um ruído soprado. Eu não girava, apenas era espremido, comprimido em um único ponto. Uma pressão tão forte que não conseguia nem olhar, uma força de uns quatro Gs de montanha-russa, se me entende.

Foi então que tudo parou. Sem mais nem menos. Silêncio. Tomei coragem e abri os olhos. Ninguém. Estava na minha casa sem ninguém. Bem aí as coisas começaram a ficar estranhas. Vai, muito doido todo mundo ter sumido. Assim, de repente? Olhei em volta e a decoração estava diferente. Cadê a festa? Tinha até fotos comigo de que não lembrava. Pior, meu pai em uma delas me fez sentir a mágoa pela morte dele no mesmo dia do meu aniversário. Bem ruim. Por instantes, fiquei desorientado. Apalpei meu corpo, tudo lá. Toquei o objeto mais próximo e respirei fundo. Sim, respirei. Não sabia se aquilo seria a morte. Esquisito. Muito esquisito. Pensei na minha mãe. Corri pela casa à sua procura. Nada além da angústia. Passei em revista instantânea todos os cômodos. Olhei o banheiro, fui até o terraço, chamei por toda a casa. Enfim percebi que ela não estava em nenhum lugar.

Atormentado, decidi telefonar. Segui o corredor à esquerda, em direção ao quarto da minha mãe. Estava difícil de andar. As malditas ferroadas na cabeça prejudicavam os movimentos e pioravam o nó em que se encontravam meus pensamentos. Mal consegui me jogar na poltrona perto da cama dela.

— Bizarro! — exclamei ao enfim perceber tudo diferente no quarto da minha mãe.

Olhei pela janela. A chuva continuava insistente, como estava desde cedo, e a noite já vinha chegando. Coloquei a cabeça para fora, reclamando das dores e dos tormentos. Reparei que havia umas pessoas de guarda-chuva na rua, bem longe. Um roxo e outro amarelo. Estendi a mão e senti molhar. Estava vivo, afinal, era úmido e frio.

Segui rumo ao meu quarto. Revirei os lugares possíveis onde estaria o telefone. Não encontrei. Desisti. Passei os olhos nos objetos, pareciam os mesmos. Nada ali estava alterado, a não ser pelo monte de roupas, que normalmente estariam no canto esperando alguém levar para a lavanderia. Isso tudo estava me irritando. Que droga! Um soco na mesa fez a dor deslocar temporariamente de local. Doeu a mão, doeu a cabeça. Ela explodia em dor. Um misto de confusão e incapacidade de encontrar respostas me fez largar-me no chão. Ali o tempo passou, ou não teve tempo. Sei lá.

— É sonho? — cheguei a perguntar em voz alta. Pelo mal-estar, me ouvir pareceu ser outra pessoa, algo medonho. — Que porcaria é essa? Cara, até o relógio está doido, adiantou. Fala sério!

Então fui fuçar as gavetas da cômoda, como que remexendo no cérebro em busca de algo que fizesse sentido. Não era possível, tão maluco. Tentei acalmar os nervos e o pulso. Divaguei possibilidades. Rememorei os detalhes de tudo que tinha feito. Resolvi anotar. Isso. Seria melhor colocar no papel. Seria mais fácil encontrar explicações escrevendo.

Catei caneta e papel e, sem pensar muito, coloquei lá o momento do tal tornado-túnel-buraco-infinito-espiralado — como eu achei melhor resumir aquilo por onde passei. Estava para continuar a frase, quando percebi o quanto tudo soava absurdo. Arremessei o bloco para o outro lado do quarto e ainda chutei para debaixo da cama. Caraca, que dor! Estava me deixando doido. Massageei as têmporas, que maltratavam. Havia um lampejo insistente que destruía todas as tentativas de raciocinar com coerência.

Segurei a cabeça com as mãos, tentando conter a sensação desagradável com os dedos. Senti os batimentos cardíacos pulsantes no local. Inspirei fundo e tentei descontrair os músculos. No momento em que fechei os olhos, ouvi um berro.

— Ahhhhhh! É isso aí!

Taí! Tudo ficou muito mais estranho. Doideira pura!

Meu corpo inteiro estremeceu. Chacoalhou geral. Uma onda de calor subiu para as orelhas. Uma porção de imagens misturadas surgiram. Uma claridade me cegou de repente. Gritos encheram meus ouvidos.

— Zuwi, você pirou? Ô doido! Perdeu assim? — falou Lui aos berros para mim, sem ao menos reparar na minha cara de choque.

— Colher de chá, não vê? — justificou Julie.

— É, é, é isso aí. Venci. Sou demais! — gabou-se Fred. — Olha aí, Zuwi está até de cara.

— Mandou bem. — ouvi minha vizinha nova, Lisa, dizer a ele.

Só que eu estava paralisado. Olhava o jogo, nem aí para as zoeiras. Minhas pernas mal suportavam o sobrepeso das dúvidas. Foi a Lara que sacou que tinha algo errado. Veio me encarar. Tentou ver o motivo para a minha não reação. Tocou meu braço, que ainda estava rígido pelo movimento do jogo e não teve resposta. Insistiu mais uma vez e notou que algo não estava bem.

Nesse ponto as coisas viraram de cabeça para baixo de vez. Na minha perspectiva, a cena foi inclinando, inclinando, e os amigos sumiram. Para quem assistia, desmaiei, bati a cabeça, Lara gritou, a festa parou, os adultos correram e rumaram para o hospital. Rápido no resumo, mas na real foi uma encrenca só. Horas de médicos, perguntas e avalições.

Além do galo, os exames nada mostraram. O médico me liberou, recomendando só observação. Minha mãe disse que era muito videogame. Paulo, psicólogo da família, afirmou que já tinha visto muito disso. Gabriel, novo vizinho e pai de Lisa, ficou quieto e guardou para si a preocupação. Como tinha uma filha da mesma idade, sabia que era melhor não aumentar a aflição. Já meus amigos se revezaram na vigília. Bem *stalker* para saber como eu estava. Cada pouco, um pedia relatório. Foi exaustivo e muito caótico.

Engraçado, quando eu estava no hospital, não sabia do desmaio. Para mim, Lara tinha desaparecido duas vezes. Na história que relatei para minha mãe, todos haviam evaporado, depois apareceram e Lara sumiu de novo. Claro, ninguém acreditou. Bem desconcertante. De boa. Nem eu sei ao certo o que rolou.

Agora, de noite, no meu quarto, fico só pensando nesse perrengue. Dentro da minha cabeça as imagens ainda pareciam vivas, como se eu tivesse visitado um lugar nas férias. As sensações estavam grudadas na mente. Assim como a dor de cabeça. Por isso não consegui dormir. Nem ficar deitado na cama. O sono fugia. Rodei a casa comparando por onde tinha passado no meu piripaque. Eu sou desconfiado, tinha algo. O real, o surreal e o irreal ao mesmo tempo. Se ao menos eu pudesse provar...

Taí! Corri nas pontas dos pés o corredor de volta até o meu quarto. Não queria acordar minha mãe depois de tudo. Escorreguei nas meias para frear, quase um carrinho, deitei o rosto por debaixo da minha cama e lá estava: o bloco da verdade.

— Ei, Fred, falei que não pirei. Taqui a tal anotação. Achei! — disse eu aos sussurros assim que ele atendeu a ligação.

Do outro lado da linha, uns resmungos.

— Que horas... — ouvi de Fred. — Zuwi, você está bem? Que foi?

— O bloco estava lá, no mesmo lugar.

— Bloco? Você não está dormindo?

— Foi mal, precisava contar. Ela existe. Cara, a anotação é a prova. Eu não acreditava, mas agora...

— Tá sonhando? Você não tá bem. Dorme aí, vai. Amanhã falamos. Preciso dormir também.

2 NOVELAS COM VILELAS PARALELAS

Para os sábios que sabiam ler, os murmúrios dos estorninhos nos céus notificaram a incrível anomalia criada por Zuwi. O voo sincronizado dos pássaros desenhou formas que anunciaram a perturbação. Mas poucos tinham a habilidade para entender a mensagem. Ainda assim, a notícia correu por outros meios.

Foi um brilho efêmero e único. Rompeu camadas do universo. Gerou energia escura. Causou aceleração do espaço próximo. Até os rudimentares equipamentos dos sabidos cientistas marcaram a alteração. Claro, ninguém soube explicar. Mas entre o grupo de interessados na particularidade, a chave inédita de plix produziu grande agitação.

Já bem cedo, Victor mandou scrats para Mr. Khan. Fez a urgência ecoar nas pedras do esconderijo claustrofóbico. O corredor, que começava em uma parede e terminava em uma imponente porta rústica, conduzia os convocados à sala principal. Cada um utilizou seu método mais eficiente para cumprir ao chamado imediatamente.

Dentro do local em penumbra, havia um gosto peculiar na escolha de objetos. Minimalista e sombrio. De um lado, duas jaulas e três gaiolas. No centro, uma escrivaninha de mármore onde uma cabeça de gnu repousava. Do outro lado, uma coleção. Passava a sensação de uma exposição de museu, com focos de luz projetada sobre cúpulas de vidro. Os itens sob elas pareciam não ter relação entre si: uma bota de couro puída, um minúsculo louva-deus avermelhado, um prato decorado estilhaçado, e um colar de dentes de cavalo abriam a área singular. O espaço era extenso, mas o teto oprimia por ser mais baixo que o normal. A palheta opaca escura tornava desconfortável a permanência. Apenas Mr. Khan parecia satisfeito.

Ele estava acomodado em sua cadeira, de costas para a porta de entrada. Girava um pequeno cajado com inscrições ancestrais. Não se deu ao trabalho de cumprimentar ou medir nenhum dos que chegavam. Portava um sorriso torto que podia ser provocativo. A deformidade da face direita impedia os músculos de demonstrarem bem os sentimentos. A cabeça reluzente tinha movimentos estranhos na nuca em efeito da mastigação. Foi a sua voz que trouxe o medo aos presentes e reverberou na sala vedada.

— A tão esperada hora chegou. Aguardei, sem observar conforme manda. Distante. Maldita lei quântica que altera resultados. Agora podemos agir. Sua vez, Simon!

— Sim, Mr. Khan.

— Você e Alexa, peguem o presentinho do além Index para mim — e entregou alguns papéis com mapas, coordenadas e números.

Ambos olharam os documentos sem entender muito do que se tratava. Mas não se atreveram a questionar.

— Não esperava que compreendessem — disse com grande escárnio e desdém ao notar a nebulosidade. — Isso é o espectro de uma anomalia que apareceu ontem. Vocês só devem pegar sem levantar suspeitas, deixar pistas ou machucar alguém. Não encostem no garoto ou na família dele. Então, sem erros.

***

Anne saltou de ímpeto para o selim e pôs seus músculos em potência máxima. Os pés nos pedais giravam com força. Sacudiu seu cabelo curto assimétrico e assentou a mochila que teimava em gingar junto aos movimentos. A bicicleta parecia recusar as ordens da garota para ser mais ágil. Meios-fios e buracos não retardavam a pressa. Anne subiu na calçada, desviando dos pedestres, e depois serpenteou com velocidade entre os carros. Em sua cabeça, ela pensava ser mais fácil ter atalhos como os de Llinky.

O esforço e o mormaço da tempestade que se formava a desidrataram. Deixaram grandes manchas ovais sob a axila e nas costas antes mesmo da metade do caminho. Enfim, depois da curva, ao final da rua, estava o portão de madeira, para seu alívio. Pulou da bicicleta em movimento e a deixou cair no gramado da frente. Sacou as chaves da porta, ainda ofegante, e avançou nos ambientes, varrendo com os olhos o vazio. Quase engasgada pela falta de ar que unia forças com a ansiedade, avistou um vulto no quintal dos fundos.

— Você precisa ouvir isso — rompeu o silêncio ainda correndo. — Temos que agir!

— Anne? Você não devia estar no colégio? — estranhou Mia, uma senhora de cabelos curtos prateados que mexia nas orquídeas do jardim.

— Simon e Alexa, eles estão atrás de uma anomalia.

— Como?

— Encontrei com eles no caminho da escola. Vi que estavam agitados e resolvi semiplixar para escutar. Disseram que era uma chave importante para Mr. Khan. Um garoto, um tal de Zuwi, rompeu, já na primeira vez, para as mais sutis. Manipulou a Index! Precisamos pegar antes deles, não acha?

Anne percebeu que Mia estava alheia. Sabia o que significava. Esperou impaciente um retorno. Encarou-a com inquietação. Os olhos de Mia tinham agora um brilho intrigante, às vezes distante, e outras, ausente. Sua mente tramava um plano diante do relatado. Por longos segundos,

Anne aguardou o fim do torpor. Agitou-se de um lado para o outro, depois tentou se controlar.

— Aqui, pegue — disse Mia, enfim movendo-se para retirar um pedaço de papel do bolso do avental e uma caneta. — Este é o endereço, e o que ele manipulou. Traga a perturbação para cá. Se correr, conseguirá antes deles e da Espia. Vá!

— Hã? Adoro quando faz isso. Um dia vou fazer igual a você. Com quem pegou a informação?

— Pouco importa agora. Se se dedicasse mais, saberia.

Anne ia se justificar, pensou em algumas respostas. Mas as feições frias de Mia a desencorajaram.

— Está perdendo tempo — completou Mia sem dar mais espaço.

Anne saiu correndo pela porta, examinando o bilhete entregue. Montou na bicicleta e cortou caminho por quintais e ruelas até o endereço. Com sorte, chegaria antes da tempestade e de Alexa e Simon. Ela sabia que podiam estar perdidos com as coordenadas. Aqueles tipos não eram bons em analisar dados.

Já em frente a uma casa verde-alecrim, conferiu o número e estranhou o objeto que teria de encontrar: *bloco de anotação debaixo da cama.* Deixou-se enrolar na sensação de estranhamento, dando tempo para a coragem sobressair. Nos últimos meses ela vinha se sentindo inapta. Por mais que tentasse, não evoluía como queria nos estudos dos plix. O básico, já tinha dominado. Mas quem pode com um garoto que, sem mais nem menos, desencadeia tamanha corrida?, pensou Anne diante da desmotivação de sua insegurança.

Apesar da hesitação, esse era justo o momento que colocaria à prova seus conhecimentos. Entrar na casa, vasculhar tudo, pegar a chave de plix e sair sem ser vista antes que o pessoal de Mr. Khan, ou o da Espia, chegassem. Belo desafio. Com certeza Llinky ficaria surpreso, ponderou ela.

Tomando essa ideia, olhou o segundo andar, viu a janela aberta. Havia uma árvore no jardim que a levaria até lá. Subiu agarrando os galhos e saltou para dentro da casa.

— Ok, que cama seria essa? — balbuciou para si.

Anne, com todo o cuidado para não fazer barulho, percorreu o ambiente. Um rangido a delatou. Maldito piso de madeira, pensou. Parece até os antigos pisos rouxinóis do Japão, xingou ela em silêncio. Escondeu-se atrás da porta, esperando para ouvir se havia alguém por perto. Nada. Então largou a lamúria mental para avançar na busca. Estava num quarto de mulher. Os tons rosé não deixavam dúvida. Mediu o garoto na foto do porta-retratos da mesinha e desdenhou. Agachou-se agilmente ao lado da cama e enfiou o rosto por debaixo. Não estava fácil ver. Apalpou para se certificar. Realmente não estava lá.

Nas pontas dos pés, percorreu o corredor em busca de outro cômodo. Anne estava com todos os sentidos aguçados, temia encontrar algum morador da casa. Não queria chegar a extremos. Foi só pensar nisso, Anne ouviu o telefone tocar. E com esse som veio outro: o de uma pessoa vindo para atender.

Correu para o quarto à frente, não tinha como voltar. Escondeu-se no canto encoberto pela poltrona, oposto à porta e ao lado da janela. Esperou escutar a localização da pessoa. Para desespero de Anne, estava vindo na direção dela — o telefone estava ali. O piso barulhento contava os passos com Anne. A respiração acelerada foi cortada com o susto ao ver uma mulher entrar para pegar o telefone.

— Oi, Linda. Estava pensando em você... virá me pegar? — disse a moça, saindo do quarto, indo pelo corredor.

Sentada no chão, Anne apenas girou a cabeça para olhar por debaixo da cama.

— Não acredito! — sussurrou em entusiasmo ao encontrar o bloco.

Respirou, calculou onde a voz estava.

— Só me dê uns quinze minutos para pôr umas roupas do Zuwi para lavar, ok? Já nos vemos. Tchau — disse a moça, terminando a ligação.

Era agora. Anne deu um salto, deslizando pelo piso. Pegou o bloco, se levantou, notou pelo canto do olho a sombra perto da porta do quarto e, sem pensar muito, lançou-se pela janela em uma manobra arriscada. Um genuíno pulo de gato. No mesmo instante, Anne fechou os olhos e forçou uma inspiração longa para definir o objetivo:

— Bruma, bruma, bruma, bruma, BRUMAAAA! Aaaaaaaa! — urrou Anne afogada pelas palavras durante a queda.

Por milésimos, Anne até pareceu pairar quase que suspensa no ar. Só que a distância do segundo andar para o chão foi instantânea como uma descompressão. Os poucos metros foram mais rápidos do que esperava. E então, toda desengonçada, Anne deixou seu corpo sentir a queda e o terreno. Apalpou-se, procurando averiguar se tudo estava bem.

Enfim, confirmou, tinha aterrissado em uma nuvem de gás que esboçava um jardim, ao mesmo tempo firme e macia. Ora real, ora abstrato. Por vezes colorido, em outra, pálido. O gramado duro que vira ao entrar na casa agora era um macio algodão verde. E as flores, pequenas aglomerações de vapor colorido.

Estupefata com o que tinha ocorrido, lembrou-se do bloco. Olhou para os lados e o avistou. Foi então que um sorriso enorme estampou seu rosto:

— Consegui!

***

A chuva havia engrossado, fazendo os motoristas acionarem o limpador de para-brisa no máximo. Mal se via a sinalização das ruas. Escureceu, e ainda era de manhã. As cores estavam opacas pela dificuldade de ver. Os pneus dos carros espirravam grossos volumes de água para as calçadas e irritavam ainda mais os infelizes que tiveram a desventura de passar naquele momento por ali.

Distraído ao aumentar o volume do rádio, que informava as últimas notícias, o motorista nem viu o semáforo passar do verde para o amarelo. Continuou acelerando sem perceber os vários pedestres apressados que já saltavam para a faixa. Fred estava entre eles. Foi salvo por uma mão amiga que o segurou pelo ombro, mas não foi poupado de ser encharcado pelo carro.

Ao recuperar-se do susto, Fred se virou para agradecer, mas o senhor e seu guarda-chuva já tinham se distanciado. Então seguiu freneticamente, saltando pelas ruas para evitar um pouco as poças de água, decidido a cortar caminho pelo parque. Seu cabelo em caracóis escondidos debaixo da capa de chuva tinham poucos respingos úmidos, porém seus tênis estavam encharcados.

À medida que se aproximava do arco de entrada do parque, o número de corajosos na chuva diminuía. Afinal, o céu estava desabando. Os pingos apareciam rasgados nas luzes dos postes acesos, longe dos quais pouco se via. Começava a ficar difícil despistar sua inquietação na penumbra do parque. Já sob as grandes copas das árvores, Fred apressou o passo para distrair o desconforto. Mas foi surpreendido ao avistar, sob a iluminação, duas pessoas sentadas em um dos bancos que ladeavam a alameda de paralelepípedos. Ao mesmo tempo que pensava em acelerar, a curiosidade o impelia, fazendo-o diminuir o ritmo. Afinal, o que fazem sentados aí durante um dilúvio?, perguntava-se Fred.

De onde estava, somente se definiam dois guarda-chuvas, um vermelho com flores amarelas, e um xadrez em tons de marrom. Dos seus donos só eram vistos os sapatos enlameados. Suas vozes eram por vezes encobertas pelas trovoadas e rajadas de vento.

— Não podemos deixar que isso aconteça... — *trovoada* — ...eles. É perigoso! — disse uma voz feminina.

— Concordo! Ainda não calculei os avanços. Só sei que a cidade por completo pode estar dentro dos planos — afirmou com segurança o homem de voz grossa. — Insisto! É preciso montar o esquadrão e armar nova estratégia.

— Ei, vai com calma. Ninguém pode desconfiar de nós, ou do que realmente acontece. Lembre-se do juramento. Muito menos que existem... — *outra trovoada forte* — ...entre nós.

Um arrepio atiçou os pelos de Fred. Mesmo sem entender ao certo todo o conteúdo, ficou claro que era algo confidencial, e assim, temeu o momento em que iria passar pelos dois. Então resolveu se mostrar presente. Pulou forte em uma poça d'água pouco antes do banco. O som da passada disparou a reação: ambos viraram o rosto.

Para espanto de Fred, reconheceu um dos donos das vozes. Pego pela surpresa, apenas conseguiu soltar um "oi" e menear a cabeça, simulando um cumprimento para o negro com cabelo afro volumoso que estava ao lado de uma senhora de cabelos prateados.

Quase segurando a respiração, voltou o rosto para a frente e acelerou o trajeto junto das dezenas de perguntas que surgiam.

3 DIARREIA DE IDEIA

Tendo dormido mal à noite, já podiam imaginar meu humor. Só não estava péssimo pelo entusiasmo de ter encontrado a anotação. Já era algo nesse meu enigma. Ficou lá, no mesmo lugar, enquanto fui para a escola. Fazia questão, queria mostrar para o pessoal. Meu cabelo propositalmente bagunçado estava ainda melhor. Quem me olhasse logo notaria as novas olheiras de panda emoldurando meus olhos verdes. Era cansaço. A zoeira na cabeça estava melhor. Tinha um restinho de dor, pouca coisa. Só o galo, mesmo, incomodava. Fora a montoeira de dúvidas sobre o episódio.

Em outros tempos, o dia do meu aniversário era pior. Era hora de lembrar que não teria meu pai para comemorar. Eu não sabia o que doía mais: as lembranças dos momentos felizes vividos com ele ou os futuros roubados pela morte. Dureza. Ele morreu em um acidente de carro. Sem explicações. Passou batido pelos avisos de ponte em construção. Como pôde? Bem no dia do meu aniversário. Deixa pra lá. Superei. Acho.

O plano do dia era entender o tal mistério do bloco anotado. Se foi imaginação, como ele apareceu depois? Imaginação não escreve, né? Claro que meus amigos não botaram fé. Eu também tinha minhas dúvidas sobre mim mesmo. Parecia que “um eu” sabia que era possível, e “outro eu” tinha certeza de que esse “eu” era um surtado por acreditar ser possível algo impossível. Assim, tirando o Fred, quando contei, rolou um silêncio, e se entreolharam daquele jeito, sem saber se falavam na lata ou me poupavam. Já sabia, achavam que era coisa da minha cabeça.

— Não estou louco, gente — disse eu para eles.

— Eu acredito — afirmou Fred. — Estou curioso para ver, depois da aula então? Passo em casa e vou.

— Certo, só não faz muito sentido, você tem que concordar, Zuwi — amenizou Lara.

— Relaxa. Vamos achar juntos uma explicação — Lui colocou o braço em torno dos meus ombros e puxou minha cabeça para o peito dele.

— Já ouvi essa, lembra?

— Ei! Nada a ver — disse Lui, me largando para sentar na carteira. — Está tudo bem. Não é como o caso do seu pai. Foi só um mal súbito. Você está bem agora.

— Um mal súbito louco que criou uma anotação? — provocou Fred, quebrando a tensão. — Doido.

— Vamos descobrir — confirmou Julie.

— Deixa, vai. Todo mundo na minha casa depois da aula. Beleza? — confirmei aos sussurros ao ver o professor pedir silêncio.

***

Durante muito, muito tempo, ninguém disse nada. Simplesmente sumiu. O bloco tinha desaparecido. Ficamos ali, eu, Julie, Lara e Lui, olhando as coisas do meu quarto. Encarando a parede em silêncio. Parados, cheios de dúvidas e incertezas. Então Julie abriu a questão:

— Se não foi sua mãe, quem pegou?

— Será que tinha algo para pegar? — questionou Lui baixinho.

— Pare aí! — disse eu. — Estou falando, estava debaixo da minha cama. Não pirei. Acho.

— Esquece, vai. Vou pesquisar na internet algo como o que teve ontem. Desmaio, vertigem, esquecimento, alucinação... Combinado? Vem, Julie — convidou Lara, virando a cadeira para o computador.

— Coitado do Fred. Pegou essa chuva toda. Olha ele lá fora — apontou Lui, espiando pela janela.

— Melhor eu separar toalha e roupas.

Abri a gaveta da cômoda para pegar.

Fred chegou encharcado e alvoroçado. Do cabelo aos pés, tudo ensopado. Estava tão agitado que nem queria se secar. Só concordou quando falei que minha mãe iria ficar louca ao ver tudo molhado. Subiu para o meu quarto fazendo suspense. Queria que todos ouvissem. Logo percebi que vinha com uma de suas ideias malucas que geralmente envolviam uma nova teoria da conspiração, alienígenas ou uma descoberta científica lado B. Quando estava assim, falava tudo truncado. Era difícil entender a mensagem:

— Llinky está envolvido. Muito estranho.

— Quem? O Llinky do café ao lado do colégio? Do Marghour? — quis confirmar Lui, já prevendo uma história daquelas. Até virou os olhos e se jogou na cama.

Não deu outra.

— Nessa chuva, caramba, que tempestade! No aguaceiro, o sinal amarelou. Quase fui atropelado. Pensei no parque. Sabem que me dá calafrios. O lance de ir lá depois de escurecer. Eu sei, era de dia. Mas, caramba, uma escuridão por lá...

— Fred, está fazendo de novo. Respira e fala com calma — pediu Julie.

— Tá bom, tá bom. Corri para agradecer o cara. Ele foi. Corri da chuva. Ficou medonho assim que vi o arco...

— Arco? Que arco? De arco e flecha? — perguntou Lara.

— Não, o da entrada do parque. Arquitetura, sabe? Resolvi acelerar. Aff, estava tenebroso. Escuro, e tinha o uivo do vento. Pensei em ir mesmo assim, para evitar molhar os livros na mochila. A capa complicava a visão.

— Oi? Como a capa do livro podia atrapalhar a visão? — questionei tentando imaginar a cena.

— Capa de chuva. É sério, não estão acompanhando? — indignou-se Fred. — A capa também atrapalhou ouvir a conversa. Tinha as trovoadas, o zumbido no vento e os estalos...

— Que conversa? Do que você está falando? — disse Lara, achando que tinha perdido algo.

— Dos dois que estavam no meio da chuva batendo papo. Pensa. No meio desse temporal, sentados no banco do parque? Suspeito. Pensei num balão.

— Fred, que balão? — perguntou Lui sem paciência.

— Ir por outro caminho, sabe? Dar meia-volta. Contornar... balão. Então ouvi a conversa. — Fred engrossou a voz: — "Temos que impedir que aconteça... a cidade está nos planos... ninguém pode desconfiar de nós... algo sobre juramento e tal... não devem saber que existem...".

A gente ficou parado esperando o resto, segurando o riso. Lara fez aquela cara de "vai, continua". Eu olhei para os outros e perguntei por eles:

— Existem o quê?

— Sei lá. Os trovões eram ensurdecedores. Os raios estavam caindo quase no meu pé. Imagina o susto? Ouvir isso entre os estrondos? Daí fiz barulho para passar logo, sem sopa.

— Sopa... sem ficar dando sopa, certo? — completei.

— Éééééé... o pior é agora! Eles escutaram e me olharam. Quase gritei.

— Por quê? Eram alienígenas, mutantes, vampiros ou zumbis? — questionou Lui, rindo da pergunta.

— Lui! — censurou Lara. — Fala logo, Fred.

— Estavam com o rosto tapado...

— Ah! Eram zumbis burros? — riu-se Lui da piada.

— Nãooo, o guarda-chuva escondia o rosto. E quando consegui ver... um deles era o Llinky!

— Ai, minha nossa! Tudo isso para implicar de novo com o Llinky? — indignou-se Julie. — Você tem que parar com isso. Cai na real!

— Não acham isso suspeito? — disse Fred, batendo as mãos nas coxas. — Não tem canela na panela.

— Como assim, não tem erro? Você pegou a doença do Zuwi? — zoou Lui.

— Mais fácil Zuwi ter pegado dele — completou Julie.

— Eu tenho que concordar com Fred. Não tem nada de normal alguém conversar num dilúvio — disse eu, para conter a implicação que se adiantava. — Além disso, Llinky faz coisas bem esquisitas. Ele é cego de nascença e não usa bengala, mas anda normalmente. Some de repente...

— Verdade. Outro dia fui atrás dele, e depois de virar a esquina, ele *puff!*, desapareceu — contou Fred, para aumentar a justificativa de Zuwi.

— E era ele mesmo no parque? — duvidou Lara.

— Os mesmos óculos, o mesmo cabelo, o mesmo estilo anos 70 — confirmou Fred.

— Sério e antipático — completou Julie.

— Tá, e o que isso tem a ver com o caso? E não quer dizer que ele está conspirando contra o mundo — disse Lui — ou contra Zuwi.

— Daqui a pouco vai dizer que foi ele que fez uma mágica, entrou na mente de Zuwi, ou algo assim, para ele desmaiar e ficar pirando — comentou Julie.

— Pode não ter relação, mas não tem como negar que algo estranho está rolando comigo — declarei, murchando.

— Se não é o Llinky, aí tem coisa, eu sinto — afirmou Fred. — E aí? Quero ver. Cadê a anotação?

— Sumiu — respondi, voltando com todo o meu desapontamento.

— Sumiu? — repetiu Fred, desacreditado.

— Sim. E com ele a ponta do nó que preciso desatar. Agora nem eu acredito que fiz a tal anotação — disse eu, desarrumando meu cabelo para dissimular minha decepção.

— Zuwi... — soltou Julie, procurando meios para me consolar.

— Ei, olha aqui. Já estou na busca por respostas — disse Lara, digitando algumas palavras. — Que tal, alucinações por hipnose?

— Melhor: poderes paranormais potencializados por tumor no cérebro — disse Fred, esperando aprovação da galera.

— Você está falando sério? — perguntou Lui. — Só pode ser brincadeira.

— Ou, já pensaram em multiversos? Mundos paralelos com vários eus ou tipos diferentes de realidades? Até Einstein sugeriu existir.

— Onde você encontra essas coisas? — perguntou Lara, impressionada.

— Dessa vez você se superou. Olha, até gostei, pelo menos é legal. Cheguei a pensar que ia sugerir que fui abduzido — brinquei para liberar a preocupação. — Fez até esquecer da tal anotação chata. Chata nos dois sentidos.

Depois disso não se falou mais no fato de que, contra todas as possibilidades, eu realmente pudesse ter feito o registro maluco. Isso, ou estava maluco de achar que tinha feito o registro.

4 SOBRESSALTO DO ASSALTO

Para Mr. Khan o mais difícil nas relações com as pessoas era saber se elas estavam fingindo ser idiotas para subverter alguém, se estavam fingindo ser idiotas por pura falta de vontade de raciocinar e imaginavam que outros poderiam fazer isso por elas, se estavam sendo idiotas para esconder o fato de que não compreendiam de verdade algo que acontecia, ou se eram realmente idiotas. Ele mesmo usava disso. Deixava as pessoas intrigadas. Amolecia as possibilidades. Fazia com que baixassem a guarda e falassem com espontaneidade.

Nesse momento, Mr. Khan encenava. Mantinha uma cara de idiota pelo primeiro motivo. Já tinha feito a leitura de Simon: eles não tinham conseguido a anomalia. E ele era um idiota. Do último tipo. Era óbvio. E Mr. Khan queria saber os detalhes para determinar o quanto de ódio sentiria por ele e Alexa. Deixou simplesmente que eles falassem, mantendo um jeitão de idiota.

— Os mapas estavam bugados. Sei lá, os números não estavam certos, ou outra coisa. Olhava as coordenadas, não eram encontradas, mudavam, iam e vinham... — disse Simon, coçando a barbicha, nitidamente muito nervoso pela falha.

— Eu tentei. Mostrei que ele estava errado. Por mais que dissesse, ele não acreditava em mim. Claro que estava na direção errada. Não me deixou nem colocar as coordenadas certas de vez no GPS — defendeu-se Alexa.

— Aquele troço não funciona. Errou a direção. Eu estava até indo bem antes dele.

— Você colocou rua e não alameda, isso faz diferença.

— Alameda, e daí? Não é? — disse Simon, notando a cara de idiota de Mr. Khan, achando que o apoiava na situação.

— Entende por que não chegamos a tempo? A Espia já estava lá. Malditos homens de uniforme!

— Nem foram criativos dessa vez. A gente ouviu. Falaram para a mulher que uma cobra venenosa tinha fugido na vizinhança. Cobra? Só aquele povo acredita. Comigo não colaria.

— Até parece — zombou Alexa, jogando para trás seu cabelo azul com um movimento de cabeça. — Falou o tal que acreditou em magia quando viu um cara entrando aqui no esconderijo pela primeira vez.

— Ué, claro! Ele entrou pela parede do beco sem saída, no meio dos lixos. Não tinha porta, não tinha janela, nada. Ficou zunzunando algo. Mágica, claro.

— Você já sabia plixar, mané!

— Não tinha sacado isso da parede ser um...

— É isso? — interrompeu Mr. Khan, fazendo uma cara muito séria, e logo mudando para indignada. — Perderam a anomalia para a Espia por não se acharem nas coordenadas?

— Simon que...

— Chega de nhenhenhém! — explodiu Mr. Khan, esmurrando a mesa. — Esperei uma vida para ter essa perturbação. Uma vida! E vocês deixaram essa trupe pegar?

— Não sabemos se foram eles, na real — completou rapidamente Simon. — Talvez a Anne ou a avó dela. Quem sabe...?

— Chega! Não vê? Vocês não conseguiram. É isso. Basta! Falharam. Arruinaram meus planos. E ainda continuo sem saber de nada. Se foi a Mia que conseguiu, pior. Eles estão na vantagem de novo. — rosnou Mr Khan, deixando os dois acuados, espremidos no canto da cadeira em que estavam. — Victor! — chamou impaciente. — Estes dois precisam de um passeio em um dos meus plix de suplício. Saiam! Leve, antes que eu faça coisa pior.

— E quais são os planos agora? Precisamos da anomalia. De onde virá o dinheiro? — perguntou Victor, de presença fantasmagórica, pele e cabelos brancos, antes de encaminhar a dupla de fracassados e se retirar sem ter respostas ou considerações.

Mr. Khan ergueu as sobrancelhas, fazendo vincos grossos sobre elas. Até suas orelhas mexeram, tamanho movimento. Ele caminhou feito felino. Esperou ficar sozinho. Parou sob um foco de luz, e seu rosto assumiu sombras dramáticas. Pousou os dedos nos lábios e deixou a mente maquinar. Não estava preocupado em responder às perguntas. Apenas queria algo para avançar no seu poderio. Ele sabia que mais cedo ou mais tarde teria a anomalia, senão não estaria ali. Estava certo. Enquanto isso, investiria em um plano grandioso para mostrar-se superior aos seus inimigos. Ninguém nunca derrotou Mr. Khan. Não aconteceria.

Bem ao certo, não havia registros de onde Mr. Khan surgiu, só quando e como. Há sete anos, uma forte tempestade inundou a cidade. Uma sucessão de incidentes fez do dia uma catástrofe. Explosões na rede elétrica, incêndio no prédio do laboratório central, acidentes de carro dignos de cena de filme. E, em meio ao caos, do nada, surgiu um homem em fúria. Destruindo o que podia, fora de controle e enlouquecido. O retrato de Mr. Khan com os olhos estalados e com o grito paralisado apareceu em todos os jornais da época. E da mesma forma que surgiu, ele desapareceu. A polícia não o prendeu. Ninguém sabia quem ele era, de onde veio e nem seus motivos para o feito. E em todos os anos que se seguiram, ele fez questão de espalhar mais de sua ira por onde passava.

Reuniu admiradores malévolos, servos doentios e quem mais gostasse de sua sede por poder e medo. Mr. Khan não tinha bandeira, só revolta. De onde vinha seu ódio, ninguém sabia. Até onde iria, também não. Mr. Khan queria que o temessem mais que qualquer um. E agora parecia que desejava isso mais do que nunca.

Com uma expiração ruidosa, Mr. Khan voltou à sua mesa. Sentou-se, relaxando o pescoço e esboçando um sorriso. Virou somente os olhos para acompanhar o retorno de Victor. Ele, por mais que soubesse da sua posição privilegiada no bando, não se atrevia a sentar-se sem o convite do chefe. Aguardou em silêncio, mantendo o contato. Se houvesse janelas, Victor diria que o frio entrou por uma delas de repente, pois a sala tinha adquirido uma estranha sensação, antes de ouvir a voz comedida de Mr. Khan:

— Assaltar. Vamos assaltar bancos. Isso, no plural. Muitos bancos. Por todo o mundo. Ao mesmo tempo. Reúna todos. Monte as equipes. Quero o mundo tonto pela ousadia. Não tolero desaforo. Terão que pagar. E o preço é incalculável.

***

Apesar de uma coisa não ter nada a ver com a outra, é interessante notar a relação entre a sirene e a pausa para o almoço. Na desordem organizada que é o caos de uma grande cidade, uma sirene policial ligada em meio ao congestionamento de carros é acrescentar pouco ao inferno de sons existentes. Parece até que já faz parte, como ao pensar em Nova Iorque. Sempre tem uma sirene soando. Há uma disputa entre buzinas, motores, tagarelas ao telefone e vendedores insistentes. Apenas um quadro normal. Muito diferente acontece em uma pausa para o almoço.

Oposto à lei da gravidade, durante a pausa para o almoço as pessoas vagam, pairam relaxadas, se desprendem do quadro, deixam de estar imersas na confusão. Até a olham de fora e fazem julgamentos. Aí é que, se uma sirene soa, um sentido de urgência percorre instantaneamente as ruas, o corpo estremece. As barulhentas sirenes enchem o ar, anunciando alguma emergência terrível. A pseudotranquilidade instalada na pausa para o almoço é rapidamente rompida e inunda as cabeças de adrenalina.

Foi esse estado, regido por outra lei, que sacudiu o centro bem no almoço. Havia desespero ao redor. Ninguém podia indicar a melhor direção para correr. Faziam-no sem rumo, aleatoriamente. Pareciam estar cada vez mais perseguidos pela sirene. Até porque, no caso, não era apenas uma, mas dezenas delas. Um enorme sentimento de medo e pavor dominava as ruas próximas, ainda piorado pelos rumores.

E quem não ficaria em pânico ao ouvir os fragmentos que surgiam ao longo da confusa peregrinação? Falavam em zumbis, assalto, dominação mundial, guerra, aumento do imposto de renda, policiais com armamento pesado, bandidos e sorvete derretido. Sempre tinha alguém perguntando o que aconteceu. A alguns desses, Lara apenas balançou a cabeça sugerindo que não sabia o que tinha acontecido e talvez nem quisesse saber. Estava desorientada.

Ela não sabia ao certo onde tinha ocorrido o tal ocorrido. Uns saíam correndo na direção da grande loja de departamentos, outros vinham justamente de lá. Lara viu três pessoas apontarem aterrorizadas para o lado do museu. E também tinha os gritos vindos do outro lado, na praça. As sirenes reverberavam nos prédios e pareciam vir de qualquer parte. Foi então que viu um aglomerado de pessoas dobrando a esquina e achou melhor seguir em frente para se afastar ao máximo da multidão. Então, logo uma mulher chorando trombou nela, vinda em sentido contrário a passos rápidos, e quase a derrubou. O impacto tirou ainda mais a noção do que fazer. Quando percebeu, ela mesma estava correndo sem saber para onde. Trotou várias quadras. O sapato apertava e já tinha feito um calo no calcanhar. Parou para tomar ar e consciência. Encostou na lateral do prédio e apoiou as mãos nos joelhos, arqueada. Ao olhar à frente, teve a infeliz surpresa: tinha encontrado o epicentro do rebuliço.

Incontáveis carros de polícia estavam enfileirados por várias quadras. Ambulâncias e dezenas de vans jornalísticas tomavam todas as ruas próximas ao banco. As sirenes estavam ensurdecedoras. Os policiais montaram um cerco. As armas estavam apontadas e um grupo de umas vinte pessoas saía pela porta de entrada com as mãos para cima. Alguns choravam, mas a maioria pareciam mortos-vivos. No geral, estavam apáticos. Inexpressivos.

Lara sentiu uma estranha pulsação atrás das têmporas. E antes que a sensação se tornasse um desmaio, decidiu ir para bem longe dali, sem ao menos saber da inusitada atuação dos bandidos que minutos antes tinham deixado a agência bancária, levando tudo dos cofres.

Eram apenas seis. Não levantaram suspeitas. Entraram como clientes. Não gritaram e não criaram pavor. Nenhuma ameaça ou intimidação foi feita. Estranhamente, apenas avançaram vagarosamente pelo local, falando palavras desconexas enquanto minúsculos insetos agiam no ar. Com gestos velozes, uma meliante tirou dos bolsos algo e assoprou em direção aos guardas. O pequeno item voou zunindo e os paralisou, sem tempo de reação, enquanto os demais bandidos agiam da mesma forma com funcionários e clientes. Todos foram levados ao torpor sem relutância. As caras embasbacadas de disparate foram substituídas por caras embasbacadas de despreocupação. Os assaltantes fluíam em um ritmo compassado e organizado. As câmeras registraram inclusive o momento em que eles fugiram soltando gargalhadas depois de saquearem tudo.

A polícia só foi acionada muitos minutos depois, quando um cliente chegou ao banco e encontrou todos brincando de estátua. Num primeiro momento, ele achou que fosse uma pegadinha ou gravação de filme. Mas, depois que permaneceu quinze minutos parado ao lado deles, percebeu que algo estava errado e chamou os policiais. Só não perdeu a oportunidade de ter seus minutos de fama, claro, narrando sua história para todos os noticiários.

5 SUSTO ROBUSTO

Durante um bom tempo ela ficou curiosamente relutante. Aparentava estar distraída, olhando a inclinação dos galhos vergados pelo vento lá fora. Só que não estava ventando. Toda vez que eu ameaçava perguntar algo, Lara apenas murmurava "um tempinho...".

De cara, assim que ela chegou aqui em casa parecendo maquiada para o Halloween — com o rosto branco, o rímel todo borrado e o cabelo ruivo curto todo bagunçado — dei aquele tempo, em que você suspende qualquer reação esperando o outro reagir, bancando o bobo, antes de comentar qualquer coisa. Como ela ainda ficou uns segundos dura, parada na porta, com os olhos vidrados e a respiração ofegante, até iniciei a tática "na dúvida, elogie":

— Nossa, Lara! Com essa maquiagem você realmente me assustou.

— Horrível, eu sei — retrucou ela, muito séria, abrindo caminho até o sofá da sala sem maiores explicações.

— Aconteceu alguma coisa, não é? —perguntei, seguindo-a pela casa. Era óbvio, mas eu tinha que perguntar.

— Assalto — soltou ela, expirando antes de terminar a palavra.

— Assalto? Com você? Tudo bem? — Eu a examinei em busca de machucado enquanto ela já vidrava na janela. — Lara, conta aí, o que aconteceu?

— Um tempinho...

Mais nada. Ficou assim. Eu não sabia se insistia, trazia água, ligava a tevê ou arrumava um pouco o cabelo dela. Então, liguei para minha mãe. Ela estava do outro lado da cidade. Ia demorar, o centro estava um inferno. A mãe de Lara estava na mesma. Algo tinha acontecido por lá. Depois tentei toda a galera. Um por um aparataram aqui. Fred usou a bice, Lui veio a pé e Julie pediu carona para a mãe, descrevendo tamanha urgência que parecia que Lara estava no hospital e não na minha casa. Digamos que ajudar Lara era justificativa para qualquer manobra.

— Há quanto tempo isso? — questionou Lui.

— Meia hora — respondi.

— Assalto? — perguntou Fred. — Ela disse isso? Mais nada?

E de imediato os olhos de Lara se reviraram, parecia que ia desmaiar. Julie se sentou aos pés dela, segurou suas mãos e tentou acalmá-la. Lui logo censurou:

— Ela não está machucada. Não parece que foi atacada. Não é exagero?

— Não sabemos. Melhor não falar mais essa palavra — pediu Fred. — Vamos chamar de BUFA — Bens Usurpados por Figurões Armados. Que tal? Combinado?

Todos acenamos em concordância.

— Isso é estranho. Mas será? Tal BUFA foi com ela, mesmo? — sondou Lui. — Que BUFA é essa? Aff!

— Deve ter sido uma BUFA daquelas. Olha como ela ficou — disse Fred. — Será que não tem nada na tevê?

— Boa! Claro. BUFA assim sai nos jornais. — disse eu, já me adiantando para ligar a tevê.

Eu, Fred e Lui já íamos cair na gargalhada pelo discurso quando nos noticiários apareceu qual era a BUFA de verdade:

...audacioso e estranho de todos os tempos. Vários ao redor do mundo, simultâneos. Todos com as mesmas características, deixando vítimas hipnotizadas. Confiram.

A grande onda de assaltos a bancos sincronizada trouxe alvoroço a vários países. Além dos bandidos não identificados terem levados valores ainda não computados, não houve disparo de armas ou intimidação para realizar a ação. Parece que eles hipnotizaram todos os presentes.

— Eu estava no banco e de repente fui transportada para um lugar árido. Era como uma planície seca sem fim. Então, outras pessoas apareceram lá. Mais e mais. Eram todos que estavam nos bancos do mundo. Tentei falar, mas não dava. Não saía som da minha boca.

O mistério continua. Os reféns foram encontrados de pé, paralisados e sem reação. Foram facilmente encaminhados para a ambulância antes de retomarem a consciência. Várias vítimas da hipnose desmaiaram e encontram-se hospitalizadas com sintomas como dor de cabeça forte, perda de tato, enjoo e vômito. Apenas uma permanece em estado de torpor. As imagens das câmeras surpreendem pela dinâmica planejada e calma dos bandidos, que estavam disfarçados.

— Credo! Sinistro! — ouvi Fred exclamar antes de notar que Lara tremia. Ela começou a chorar compulsivamente. Todos corremos para apoiar. Julie tentou entender novamente:

— Sabemos do assalto, mas o que aconteceu com você, afinal? Conta pra gente. Queremos ajudar.

Lara abriu os olhos mergulhados nas lágrimas. Manteve uma pausa, tomando coragem. Encarou os olhos de Julie e disse:

— Eu não faço nada certo.

— Como assim? Não é verdade, — disse Julie. — Fala tudo pra gente, vai.

— Eu estava no centro, foi um caos. Estava indo ao banco para a minha mãe. Senti muito medo. Todos estavam em pânico — soluços — daí, dei de cara com o cerco na agência. Fiquei apavorada. Tinha que sair dali. Não sabia se podia ter tiros. Sei lá. Corri pra longe, sentido área leste.

— Lugar perigoso. Sempre cheio de gente estranha. Não devia... — falava Lui, até Fred o interromper com um *shhhhhhh!*

— Eu sei, eu sei. Na hora nem pensei. Só queria fugir. Estava assustada. A cabeça não funcionava.

— Tudo bem, já passou — acalmei-a, colocando as mãos nos ombros dela.

— Não tinha muita gente nas ruas. Estava bem tranquilo, até demais. Andei rápido para dar o fora logo dali. Eu ficava pensando que podia estar dentro do banco no assalto. Imagina? Daí vi uma van estacionada e um cara comprando sorvete para os passageiros dela. Então ouvi um deles falar: "o assalto foi um sucesso!" Eu tremi. Fui para trás do carro e fiquei escondida. Nem respirava direito. Bem quieta. Dava para ouvir tudo que falavam.

— Tipo o quê? — perguntei eu.

— Eles comemoravam. Disseram que era uma fortuna que tinham roubado, que era uma pena não precisarem usar as armas, mas que os brinquedinhos eram mais eficientes.

— Brinquedinhos?

— E ainda falaram que um tal de Mr. Khan devia estar muito satisfeito com o resultado — concluiu Lara, voltando ao choro. — Eu devia ter chamado a polícia, anotado a placa, devia ter feito alguma coisa. Fiquei lá escondida, morrendo de medo.

— Ei, calma. Não é assim. Foi até melhor. Podia ser perigoso. Já pensou se sequestrassem você ou a colocassem em transe? Mas precisa contar para a polícia depois. Precisam de informações para entender sobre o tal sonho dos reféns — disse Julie, prendendo seu cabelo castanho liso atrás da orelha.

— Colocaram todo mundo no mesmo sonho doido coletivo? Num deserto? — matutou Fred. — Foi um teletransporte de reféns, claro. Esse é o brinquedinho. Não é? Daí, os caras ficaram perdidos tipo zumbi. Fora de si... Maluco. Aposto que geraram um campo de improbabilidade, será?

— Sei lá. Muito medonho. Ainda bem que a Lara está aqui, a salvo — comentei. — Sua mãe deve chegar logo.

— Tomara que expliquem todo esse mistério. E que não seja mais um caso desses não resolvidos — falou Lara, sem notar que seu comentário cutucava minhas lembranças.

Eu só me afastei. Não disse nada. Deixei o povo lá, divagando. Incidentes não resolvidos eram o meu fraco. Pensar que o acidente do meu pai não teve respostas, ficou sem explicação, era muito pior do que, se um dia, falassem qualquer coisa certeira plausível. Aí tinha um fim, pelo menos. Sentei na poltrona do canto tentando afastar o mesmo nó de sempre: o ressentimento. Se tivesse como desintegrar tudo, átomo por átomo, pedacinho por pedacinho, fazer virar nada na malha do universo e nunca mais incomodar, seria perfeito.

Não sei dizer se foi a força desse desejo, mas aquela dor de cabeça do meu aniversário tinha voltado. Parecia piolho andando pelo couro cabeludo. Só que com martelos no lugar das patas. Insuportável. É sério?, pensei. Para escapar da dor infernal, queria estar bem longe dali. Lembrei do tal deserto para o qual os reféns do assalto foram levados. Só silêncio e uma imensidão. Seria bom. Achei a ideia bem boa, peguei e enterrei dentro da minha cabeça. Então, reparei a janela da sala ficar torta e rasgada ao meio. Cada metade para um lado. Logo tudo girou. Igual ao dia do piripaque. Era outro que chegava.

Dessa vez, senti um abalo sísmico. A casa e os meus amigos ficaram opacos e se moviam descontroladamente, sempre mais distantes. Vi tudo sumir e sobrar o preto. Isso, só o preto. Nada. Como num quarto fechado, sem janelas em uma noite de lua minguante. Bem escuro. Contei alguns segundos e no mesmo instante que senti um impacto nos pés, um clarão cegante me neutralizou. Sabe quando as pessoas vão para a luz depois de morrer em filmes e fica claro pra burro? Foi igual. Mas dessa vez, sabia que não tinha morrido. Tinha certeza. Impossível o além-vida ser um deserto igual ao descrito pelas vítimas do assalto. Então, só podia ser pira da minha cabeça.

Era um lugar sem vegetação, laranja empoeirado, e com nada além do horizonte. Um cenário inerte que só existia em fotos para mim. Parecia um sonho, ou melhor, um pesadelo. Os movimentos eram mais lentos e difíceis. Pensei em coçar o ouvido, mas não teria a menor graça se fosse devagar como tudo nesse lugar. Até poderia ser divertido fazer movimentos esdrúxulos só para ver como ficariam afetados. Ainda mais que qualquer passo levantava um poeirão. Mas a maldita dor de cabeça piorou muito. Deve ser pelo ar que parecia não ser suficiente. Ou o calorão que já estava matando meus neurônios. Vamos lá: é oficial, algo muito doido está acontecendo comigo. Uma coisa é imaginar um lugar descrito no noticiário. Outra é se teletransportar para lá.

Bem ao longe, notei um rastro de pó. Estava tão distante que era apenas um pontinho saliente na planície sépia. Tinha que ir até lá para saber, eu sei. Mas só de pensar já fiquei cansado, imagina correr? Não adiantava tomar fôlego. Insistente, minha mente estimulava; seria um animal, ou uma pessoa, talvez? E se fosse um refém? O jeito era não deixar a curiosidade esperar. Saí em disparada, atravessando de forma tensa a inusitada cena desértica. Uma nuvem de poeira seguia meus passos sem som. Verdade. Eu não estava surdo, mas não ouvia nada. Muito maneiro. Mas não pense que estava divertido. Era estafante. Nunca chegava. Finalmente conseguia definir uma pessoa. Ainda era uma mancha distorcida pelo calor. Continue, çontinue, continue penando para chegar mais perto, ordenei. Ela estava agachada olhando o chão quando pude definir uma garota de costas. Cabelo curto castanho, corte legal, nuca branca exposta. Vai ver ela soubesse de alguma coisa. Podia fazer mímica e trocar uma ideia comigo. Só não tive tempo para isso.

No mesmo instante em que derrapei no chão empedrado ela se virou e me encontrou quase ao lado dela. Num minuto que ficou suspenso, ficamos nos encarando. Eu a conhecia. Era do colégio. Bateu um sentimento, uma agonia. Um misto de falta de ar, soco no estômago e desidratação. Na real, acho que era susto mesmo. Que diacho a garota da escola estava fazendo ali? O que eu estou fazendo aqui? Como vim parar na hipnose dos reféns? E de repente, ela sumiu.

Gritei, e foi bem louco não sair nada. Fiz de novo. E de novo. Só sabia que estava aos berros pela pele do rosto esticada e os lábios ressecados doerem. Quando perdi de vez o ar, larguei o corpo no chão, que logo girou, girou, rodopiou, e adivinhe? Isso, voltei para minha casa. Acredita?

Lá estava eu de novo embasbacado, sentado no sofá. O pessoal ainda na mesma, comentando o assalto. Nem tinham notado nada. Fred perguntou alguma coisa pra mim. Meus ouvidos continuavam tapados. Fiz um bocejo para resolver e uma cara de "o quê?". Ele repetiu:

— Dormiu, Zuwi?

— Parece que sim, quanto tempo?

— Ué, nada. Você acabou de sentar aí — respondeu Fred, movendo os ombros perguntando por quê. — Você teve outro piripaque, né? Está com cara. Gente, o Zuwi não está bem.

— Como não? — questionei, ficando de pé para provar. Só que as pernas trêmulas me trouxeram de novo para a poltrona. — Acho que só fiquei impressionado com tudo: Lara, assalto, a hipnose. Foi só um cochilo... até sonhei!

— De novo?! É, ele realmente teve outro ataque — confirmou Julie. — O que fazemos?

— O que era o sonho dessa vez? — interessou-se Fred.

— Eu estava no deserto aonde foram levados os reféns do assalto.

— Ah, para! Se eu não te conhecesse há tantos anos diria que está de brincadeira. O que está rolando, Zuwi? — disse Lui, cético, ajeitando os óculos de grau.

— Eu juro. Era lá. Igual. Empoeirado e ressecado. E ainda senti calor, falta de ar e não ouvia nada. Tudo igual.

— Como pode? Não faz sentido isso acontecer — disse Lara, com a voz rouca do seu choro.

— Eu sei. Também acho. Eu mesmo queria acreditar em mim, mas concordo, está difícil.

— Tinha pensado em histeria coletiva no caso do assalto. Será que você foi atingido? — questionou Fred. Logo percebeu os outros olhando torto para ele e acrescentou: — Qualé? Não podemos descartar nada até saber o que são esses... esses troços que o Zuwi tem. Vai que a quadrilha de bandidos estivesse usando ele de cobaia de testes desde o aniversário?

— Certo. Com certeza! — ironizou Lui. — Se fosse isso, por que logo o Zuwi?

Antes que Fred pudesse soltar outra de suas teorias, minha mãe chegou. Assim que escutei a tranca da porta destravar, falei baixinho:

— Nem um pio sobre meu novo episódio. Ela não pode saber. O tema é somente a Lara e o assalto, falô?!

Vi Lui balançar a cabeça, discordando da negligência. Fred ergueu as sobrancelhas, e Julie e Lara dissimularam, conversando entre si. Não podia preocupar mais a minha mãe. Precisava primeiro descobrir o que era aquilo. O problema é que, para isso, antes tinha de acreditar em mim.

6 HIPOTECA NA BIBLIOTECA

— Eu sabia, eu sabia. Aquele garoto ia me irritar. Tinha certeza. Agora essa? Ele deve estar envolvido. Tem coisa aí. Certeza que tem — reclamou Anne diante do espelho.

Por não ter pais e nem irmãos, Anne havia desenvolvido o desvairado hábito de falar sozinha. Ela tinha a avó, mas não lhe dava muita atenção. Só quando interessava. E como os móveis e objetos não protestavam, a mania se enraizou na rotina. Era de tudo: desabafos, inquéritos, reflexões e reclamações. Como a de agora.

Um azedume crescente conduziu Anne pelo quarto. Ela procurava um caderno que obviamente estaria na sua mochila. Mas por conta da revolta gerada pelo azedume, suas funções neurológicas, responsáveis por apontar pela lógica onde o caderno estava, ficaram embaralhadas. Anne revirou todo o quarto. E pior, o azedume carregava junto sempre a impaciência. Assim, além de tudo, ela não tinha a menor paciência para procurar com calma, tirando e colocando de novo os objetos no lugar. Em minutos, estava uma bagunça. E quando finalmente uma sinapse trouxe a evidente informação de que o caderno estava na mochila, a montanha de coisas no chão retardou o processo de encontrar e chegar até ela.

— Finalmente.

Anne escreveu algo curto com rapidez. Arrancou a folha do caderno, amassou e arremessou como se fosse jogar fora. A bolinha de papel fez o típico trajeto, só que não chegou ao chão. Sumiu.

— Anne, é você? — perguntou alguém em outro cômodo.

— Sim, vó. Acabei de chegar da missão — respondeu em tom alto de onde estava.

Anne estava abalada. Também, nunca pensou na hipótese de esbarrar com alguém naquele plix. Ainda mais ele: Zuwi. Por isso decidiu avisar seu enérgico tutor, Llinky.

— Voltou rápido! Tudo certo? Temos novas informações? — questionou Mia, atravessando o batente da porta do quarto.

— Definitivamente, não está tudo certo! Aquele garoto intrometido... Só pode fazer parte do grupo. Ele estava no plix. Como chegou lá?

— Precisamos avisar a todos. Não estou gostando nem um pouco disso — disse Mia sem se alterar, apesar da tensão natural das palavras. — Tudo estava indo tão bem! Precisamos pensar como agiremos. Chame Llinky.

— Mandei agora mesmo um scrat para ele! — disse Anne após bufar longamente — Já deve estar chegando. Sei que ele irá...

Antes de Anne completar a fala, foi interrompida pela abrupta aparição de seu instrutor. E, como de praxe, Llinky não parecia feliz em ser importunado. Esse era o jeito mal-humorado dele. Compensava pelo seu conhecimento e suas habilidades. A forma como ele plixava era extraordinariamente elaborada. Tinha uma performance admirável de encontrar pontos de transição na Index. Ia e vinha pelos plix-atalhos com elegância e precisão. Anne precisava aproveitar a chance de tê-lo como mentor. O jeito era aguentar o humor e a pressão.

— O que foi desta vez? — inquiriu com sua voz intensa e grave, marcante em negros. Sem resposta, continuou: — Espero que a estratégia tenha dado certo.

— Um pouco, até certo ponto. Trouxe alguns dados. Mas tivemos uns probleminhas inesperados — contou Anne, medindo palavras.

— Primeiro, diga o que conseguiu — ordenou Llinky de forma seca, impedindo a ladainha que seguiria.

— Algumas coisas já sabem: foi roubada uma fortuna; com certeza Mr. Khan está muito satisfeito. Pelo que descobri, vão usar para fabricar novos equipamentos — explanou Anne.

— Bem provável que seja de rastreamento e de ação de plix em massa — disse Mia.

— Ou talvez o tão anunciado e temido Splixer — completou Llinky enquanto caminhava pelo quarto sem esbarrar nos móveis. — E as vítimas? Algumas delas podem documentar o ocorrido para as autoridades como sabemos que realmente aconteceu?

— Foram milhares de pessoas mundo afora, e apenas uma compreendeu o episódio. No entanto, não precisamos nos preocupar, ele não vai falar — ressaltou Anne.

— Quem? — questionou Mia.

— Paulo Foster.

— Ótimo, é um dos nossos. Ele só não devia esperar a trama — disse Llinky, ao mesmo tempo que um lampejo de dúvida lhe veio à mente. — Ainda não entendi o que houve de errado.

— Pois então, foi Zuwi — afirmou Anne.

— De novo esse garoto envolvido? — exclamou Llinky com as sobrancelhas levantadas.

— Paulo já tinha identificado e alertado sobre a capacidade dele. O que ele fez? — completou Mia.

— Ele estava lá.

— Como conseguiu? — indagou Mia, perplexa. — Ele tinha essa chave? Como acessou?

— Simples: o garoto é bom e essa é uma chave fácil — disse Llinky. — Então o problema foi que ele te viu, não foi?

— É, foi. Ele pode me identificar. Não tive muito o que fazer. Foi de surpresa. E se começar a juntar as peças, pode nos complicar.

— Só sobrou uma alternativa — afirmou Llinky, resoluto.

— Ah, não! Não pode... — censurou Mia, tentando adivinhar o que Llinky diria. — Isso não pode ser. Não assim.

— Ele precisa ser controlado o quanto antes, Mia — definiu Llinky.

— Concordo — apoiou Anne. — Está passando dos limites.

— Não fale assim. Passei pelo mesmo que ele — comentou Llinky sem sentimentalismo, mas elucidando para justificar o desfecho. — Acredito que seja apenas um dom não orientado. E parece bem promissor.

— É pior do que pensei. Você está querendo... — disse Mia até ser interrompida.

— Quantos dele já vimos por aí? Prefiro que seja um de nós. Está decidido: o terei como discípulo, antes que seja persuadido por outros — firmou Llinky severamente.

— Não foi isso que combinamos. Que ambição é essa? — apontou Mia, confrontando-o pelo exposto. — Espero que não me dê motivos para relembrar o passado e temer o que possa nos fazer no futuro. Sabe de quem esse garoto é filho? Edu Voger, do acidente! Aquele Edu, que bem sabe o que aconteceu. Acho que não preciso dizer mais nada, não é?

Llinky jamais imaginava ser cobrado dessa maneira pelas tramas excêntricas da ironia junto ao seu maior cúmplice: o destino. Mesmo assim, determinou:

— Razão para agir o mais rápido possível. Não vou ficar parado esperando a movimentação dos adversários.

— Sabe que isso pode acabar mal. Nem conhecemos qual é a tendência dele. Pode ser que não resista à situação. Ou pior: volte-se contra nós — alertou Mia.

— Preciso arriscar — finalizou Llinky.

***

Aproveitando o percurso, Azumi agilizou seu trabalho, recolhendo copos em algumas mesas. Empurrou com o ombro a porta vai e vem e deixou tudo no balcão de serviços junto ao solicitado há pouco por Zuwi.

— Já volto para pegar as bebidas desse pedido — gritou Azumi a alguém do outro lado da cozinha do Marghour. — Vou só tirar uma dúvida do novo cardápio com o Llinky. — E saiu para a porta oposta à pela qual entrou, cujo aviso era claro, "não entre".

Era um ambiente que quase ninguém ousava visitar. Só Azumi, curiosa, se encorajava. Sem convites, ela não ligava para a cara amarga de Llinky sempre que a via em seu escritório particular.

Após a porta do aviso, seguiu por um corredor estreito e mal iluminado. E ao final dele, outra porta com nova placa de sinalização: "Não entre sem ser convidado". Ignorando ambos, Azumi rodou a maçaneta sem bater e foi logo dizendo:

— Você disse que nesse novo cardápio...

Paralisou ao ver que parecia estar sozinha. Deu uma espiadela e então atravessou a sala excêntrica saltitante, entusiasmada com a chance de fuçar nas coisas de seu chefe sem ser censurada. Como que admirando algo proibido, dedilhava as estantes apinhadas de objetos estranhos, cada qual com finalidades desconhecidas por ela. Algumas, Azumi poderia afirmar que não eram deste mundo. Complexos mecanismos, capacetes com lentes espalhafatosas, incríveis parafernálias que pareciam sair de um filme de ficção científica. Saboreando cada detalhe tocado, Azumi rodeou a escrivaninha recheada de ilustrações que lembravam as de Leonardo da Vinci. Ficou paralisada imaginando a utilidade delas, já que Llinky era cego.

Prosseguiu, adiantando-se para a incrível coleção de livros que ela nunca teve a oportunidade de folhear. Tinham dimensões imensas, perto de dois metros quando abertos. Suas capas trabalhadas traziam detalhes dourados, e as páginas eram tão grandes que precisavam de ambas as mãos para ser viradas. Estavam pousados na mesinha perto da luminária e faziam companhia para a poltrona e para o garimpado acervo de relógios de parede e de pulso. Cada um com um horário diferente, pendurados na parece caramelo. Tudo combinava bem com o clima retrô.

Com todo o cuidado, Azumi atreveu-se a abrir um dos livros, ansiando seu conteúdo. Mas logo que assentou as páginas, murchou. Estava em braile. Lastimou-se, cheia de decepção, até que uma voz a fez tremer:

— Mexendo nos meus segredos?

— Por onde entrou? Sempre esteve aí no escuro? — perguntou Azumi, saltando para longe do livro com o susto. — Eu, eu, eu... — engasgou, sem respostas — ...eu vim, quer dizer, tenho uma dúvida sobre o cardápio.

Misturou a vergonha de ser pega mexendo nos objetos com a curiosidade que a assolou no momento.

— Bem... puxa! Você apareceu de repente — admirou-se, espremendo os olhos orientais para observar melhor o canto em que ele estava, sem entender. — Sempre suspeitei que tivesse uma passagem secreta nesta sala — riu-se um tanto sem graça.

Durante toda a cena, Llinky apenas aguardou e suspirou em reprovação. Detestava intrometidos. E sem dar explicações, apenas moveu a cabeça, indicando a saída para Azumi.

— Certo. Entendi. Depois a gente conversa.

Abriu a porta, desconcertada, e saiu. Llinky caminhou até sua poltrona. Tocou na capa do livro que Azumi manuseou e, com alívio, agradeceu por sua cegueira limitar o acesso ao precioso conteúdo. Ajeitou o imenso objeto e perguntou-se:

— Bem, onde estava antes desse momento lastimável? Ah, claro! — e esfregou o anel de sua mão direita.

Espantosamente, a sala foi invadida por incríveis linhas luminosas que se cruzavam no ambiente escurecido. Todos os objetos ficaram torneados por arestas azuladas. Não tinham volume, apenas perspectivas. Então, um enorme mosaico surgiu aos olhos de Llinky. Uma infinidade de hologramas enfileirados se espalhava por todos os lados, como um desfolhar. Ao passar dos dedos, alguns brilhavam mais intensamente. Os fragmentos também eram sentidos. E mais ainda, podiam ser acessados fisicamente, como passagens. Assim, após avistar o que queria, Llinky o tocou, ampliou com os dedos e mergulhou pela fresta.

Em seguida, instantaneamente foi sugado por um forte fluxo. Em poucos segundos aportou em um suntuoso hall. Uma luz amarelada iluminava as paredes com um altíssimo pé-direito. À frente, um senhor sisudo indagou de imediato:

— Nome. Origem. Destino. Motivo.

— Llinky. Index. Index. Novo pupilo — disse, preenchendo os quesitos.

O velho centenário o olhou profundamente, avaliando se condiziam as respostas com o semblante que avistava. Insatisfeito, em seguida ordenou:

— Explique-se.

Demonstrando uma ponta de impaciência, logo Llinky completou:

— Tenho que impedir... — resolveu mudar a colocação para impressionar o guardião — na verdade, acredito que preciso instruir um jovem nos conhecimentos que nos guiam.

Após instantes de análise, o protetor meneou a cabeça, permitindo a passagem.

— Tens crédito — determinou o idoso.

Em sequência à permissão, a enorme porta de ferro que estava atrás dele abriu-se vagarosamente, revelando algo estonteante.

Vertiginosas estantes de livros formavam um gigantesco labirinto. Milhões de exemplares forravam paredões de mais de cinquenta metros de altura. Ruas de edições agrupadas e catalogadas formavam uma coleção inexistente em outro local. Apenas poucas centenas de seres humanos já a avistaram. Somente os eleitos pela Espia Suprema. O fato é que nesse recinto estava a sabedoria humana.

Llinky caminhou pelos corredores e estacou diante de uma figura que se podia dizer que era o bibliotecário. Apesar de ser difícil acreditar que alguém seria capaz de ordenar uma quantidade como aquela de livros.

— Por gentileza, preciso de "Efeitos e transtornos recorrentes de plixar", "Os Plixs para iniciantes" e... — avaliou as ideias e finalizou — ...não, só esses. Já vai ser bastante coisa para começar — solicitou Llinky, de forma natural.

Sem emitir som algum, o homem com roupas distintas e cores vibrantes apenas digitou os nomes em um teclado holográfico e de imediato encontrou na sistematização o catálogo indicativo com o local exato do solicitado. Após repassar as informações para o próximo funcionário, indicou:

— Aguarde o material junto ao guichê da entrada. Logo os receberá.

E gesticulou calmamente, mostrando o local, que ficava a uns oitenta metros.

Sem abandonar seu habitual semblante sisudo, Llinky agradeceu com um leve movimento de cabeça, então girou nos calcanhares e seguiu vagarosamente, contemplando a fascinante coleção. Mal se aproximou do balcão de entrega, um rapaz despejou desajeitadamente os livros, fazendo forte barulho. Cada qual tinha mais de mil páginas. Llinky os colocou nos braços e, enquanto dava alguns passos, acariciou a joia em seu dedo. E no instante seguinte estava novamente no seu escritório, esperançoso de que sua estratégia funcionasse. Afinal, disso dependia o sucesso de seus planos.

Saindo de sua sala, cruzou as mesmas portas por que Azumi tinha passado e seguiu para o salão do Marghour. Os livros em suas mãos pesavam tanto quanto sua determinação dem prosseguir: precisava fazer Zuwi seu discípulo o mais breve possível. Esperava ter a sorte de o encontrar ali mesmo, já que sabia de sua frequência habitual. Ao ouvir Azumi sair de uma das salas privadas, notou a voz do garoto e partiu nessa direção.

Azumi já havia servido bebidas para os meninos. Lui permanecia imerso em um livro de neurologia, sentado na poltrona próxima de Fred e Zuwi, enquanto eles procuravam outras referências que envolviam os sintomas que Zuwi apresentava.

Llinky parou brevemente para escutar e definir as pessoas que ali estavam. Afinal, não queria envolver mais ninguém além de seu alvo.

— Essa foi a última pilha que acho que tínhamos para ver por aqui — Fred largou um monte de livros já folheados na mesa ao lado. — Vou para a internet. Só não sei mais o que pesquisar — refletiu, olhando perdidamente para o amontoado de exemplares. — Já procurei em problemas neurológicos, psicológicos... Acho que vou para os menos óbvios!

— Estava demorando. Sabia que logo se cansaria de ver casos realmente científicos — zombou Zuwi, mas considerou. — Vai lá. Vai em frente, também não achei nada realmente interessante ou que ajudasse.

Antes que Fred pudesse se levantar para iniciar nova investigação, alguém tocou o ombro de Zuwi. E no momento em que encarou o semblante inacessível de Llinky, gelou por completo.

Para praticamente todo mundo que frequentava o Marghour, seu proprietário era uma atração à parte. Quase nunca era visto conversando com um cliente ou amigo. Um tanto temperamental, agia de forma reservada e expressava somente o necessário. Ao mesmo tempo, tinha uma forte presença. Ainda mais pelo seu estilo de se vestir.

Foi por esse motivo que Zuwi ficou surpreso ao perceber que Llinky o chamava. Por alguns segundos manteve silêncio, aguardando uma explicação. Nem se mexia. De canto de olho, viu Fred e Lui totalmente pasmos. Ao mesmo tempo que Zuwi vasculhava a mente atrás de algo errado que podia ter feito, pensava nas diversas perguntas que por curiosidade gostaria de fazer a ele, se pudesse. Afinal, nem sempre alguém tem a oportunidade de conversar com o Llinky.

Antes mesmo de expressar algo, Llinky fez um movimento rápido para largar os livros sobre a mesa dos garotos, e o estrondo fez Zuwi pular na cadeira. Ainda paralisado, olhou para os óculos escuros de Llinky sem saber o que dizer. Sentindo que Zuwi o encarava, Llinky anunciou:

— O que procura, encontrará aqui. Leia.

— O quê? Como assim?! — perguntou Zuwi, sem compreender do que falava.

— Suas respostas, garoto! Só tem uma coisa — inclinou-se em direção de Zuwi, segurou-o pelo ombro e completou, num sussurro arrepiante ao ouvido, frisando algumas palavras: — Somente VOCÊ tem AUTORIZAÇÃO para ler ESTES livros. E não será AGORA e nem AQUI! Procure um lugar tranquilo. ENTENDIDO? Não pense em violar essas regras.

Llinky aprumou-se novamente, e antes de sair ordenou, ainda com a voz rebaixada:

— Você não me procura. Eu te procuro assim que você compreender o conteúdo.

7 MERGULHO, VASCULHO E FAGULHO

Vou falar, eu tremia como se tivesse sido pego colando. Pode parecer estranho todo esse choque, mas para a gente, Llinky era quase uma celebridade. Tinha todo o mistério, o tipo carrancudo, fechadão, era massa tentar especular sobre ele.

Logo que Llinky se afastou, Fred e Lui saltaram em cima de mim:

— Cara, o que foi isso? — disse Fred, me chacoalhando e bagunçando ainda mais meu cabelo bagunçado.

— O que ele te disse no ouvido? Só peguei o início — disse Lui, enquanto Fred apanhava um dos exemplares para folhear.

— NÃO! — berrei, fazendo Fred e Lui se assustarem. — Desculpem, pessoal. — E tirei os livros dele. — Llinky disse que somente eu tenho autorização para ler os livros. Sei lá, melhor obedecer.

— Pare! O que tem de mais aí? — questionou Fred.

— Sei lá. Mas a pergunta que mais me aflige não é essa. — parei pensativo em segundos suspensos. — Como ele sabe o que procuro?

— Ah, é, que estranho! Sinistro. E vindo do Llinky fica ainda mais interessante — disse Lui.

— E esse lance dele procurar você quando compreender tudo?! Como ele vai saber? — argumentou Fred, tentando construir hipóteses.

— Sei lá. Mas eu vou indo.

— A gente acabou de chegar — comentou Fred. — Temos um tempão antes de anoitecer.

— Não posso ler nem aqui, nem agora. Ordens de Llinky — contei para eles.

— Não pode ser! É sério? — admirou-se Fred.

— Eu já tinha ouvido falar que o Llinky é metódico, mas tanto assim? — protestou Lui, desapontado.

— O que faço com minha curiosidade? — questionou Fred.

— Sei lá. Vou ler no parque... sozinho.

— Eu vou com você — afirmou Fred firmemente, empolgando-se com a oportunidade de conhecer o conteúdo e ignorando o que eu tinha dito.

— Nem pensar! — determinei. — Que parte do "sozinho" você não entendeu, cara?

— Putz, Zuwi, não quero ler, não. Vou só te fazer companhia, de boa — justificou. — Além disso, Llinky proibiu outros de ler o conteúdo, e não de ouvir o que for lido em voz alta. Certo?

— Fala aí, podemos? — riu-se Lui, aprovando a saída encontrada por Fred.

— Sei não... — avaliei. — Tá, vai.

À medida que eu percorria as ruas movimentadas a caminho do parque, dava aquela espiada na cara dos meus amigos, e também nos livros que Llinky tinha deixado sob minha responsabilidade. Não era para eles estarem ali, eu sei. Mas o que poderia acontecer, afinal? O mistério que encarnou em mim nesses tempos é tão misterioso que esperaria qualquer coisa. Se Llinky tivesse dito que outros que lessem poderiam desaparecer em uma rachadura da paisagem de probabilidade, eu ia acreditar. Verdade. Na real, agora, o que importava era a ideia de que ali poderia estar a resolução para minhas inquietações.

— O que será que tem de tão secreto aí? — perguntou Fred, lendo meus pensamentos.

— Vou descobrir! — e completei desejoso: — Assim espero.

Continuamos o percurso, cada um na sua. As sombras das árvores imensas da entrada do parque refrescavam o corpo, mas não chegavam nem perto de esfriar o universo de dúvidas em chamas dentro de mim.

— Acho melhor a gente sentar naqueles bancos perto da grande paineira — sugeri. — Ficamos mais isolados.

Fred estava nitidamente ansioso e muito alvoroçado. Putz, um frio na barriga daqueles fez um calafrio percorrer meu corpo inteiro ao ler, finalmente, o título de um dos livros:

— "Efeitos e transtornos recorrentes de plixar"? — me perguntei, admirado. — Para começo de conversa, o que é plixar?

— A resposta pode estar no outro livro — apontou Fred, ao ver as letras douradas do nome escrito no segundo exemplar.

Feito ninja, fiz um movimento para afastar os olhos curiosos e rápidos dele e exclamei, divertindo-me com as palavras:

— "Os Plixs"! Que diabos é isso? É uma doença? — disse eu, confuso.

— Vai saber se ler aí. Vai, abre! Não me mate de curiosidade — suplicou Lui.

— Desgrudem. Para longe. Tirem os olhos — pedi, em tom de brincadeira séria.

— Ok, mas então recite em voz alta para nós, beleza? — pediu Fred, afastando-se para a ponta do banco, ainda fazendo graça ao gesticular para que eu verbalizasse para eles.

Vou confessar: estava com medo. Bateu um ruim em saber a verdade sobre o que eu tinha. Podia ser tanta coisa. E se eu fosse morrer dali a uma hora? E se meus dedos caíssem podres no chão? E se essa dor de cabeça crescesse até ela realmente explodir? E se eu for parte de uma experiência mutante altamente secreta? E se...

— Anda, cara — pediu Lui, desesperado de curiosidade.

Segurei a capa vermelha e a larguei no colo. Virando as páginas, fui até o índice. Acompanhei com os olhos o movimento dos meus dedos que deslizavam pelas palavras na frente de cada número de paginação.

— "O universo simplificado"... "a descoberta dos plixs"... "os visionários"... "a Index"..."diferença entre os plix"... "plixar para aprendizes"... "Virkadaz"... carambolas atomicoides, o que é isso? — pasmei sem chegar ao final da listagem.

— Cara, não entendi nada. Vai direto para "a descoberta dos plixs". Pela lógica, acho que é provável que tenha a explicação do que é esse tal de plix. Aí, acho que podemos começar a entender algo — sugeriu Lui, angustiado.

E lá fui eu. Virei as páginas, suspirei pesadamente, como se fosse mergulhar em um rio profundo, e iniciei o parágrafo:

— *"Desde a tomada da consciência humana ouvem-se em todas as culturas inumeráveis relatos de episódios que expõem um universo extensivo, não simplificado, como creem. Egípcios, Platão, Galileu Galilei, Johannes Kepler, Isaac Newton..."*

— Conheço esses caras — interrompeu Fred, empolgado.

Prossegui, com um pedido de silêncio na cara:

— "*...e tantos outros emblemáticos que permeiam...*" blablablá... pula isso, próximo parágrafo... "*Inúmeros pensadores ponderavam fatos muito além do perfunctório...*"

— Perfun... o quê? — interrompeu de novo Fred. — O que é isso? Agora é doença. Se depender dessa palavra, você já está morto, Zuwi.

— Aff, sei não. Talvez seja melhor eu ir até o fim para a gente tentar entender a coisa — disse eu, ficando aborrecido com os cortes de Fred.

— Bem... — inspirei — "*...expandindo os horizontes, ao mesmo tempo que estavam no limiar da descrença e da insanidade. Esbarravam em céticos que os faziam regredir...*" Blablablá... blablablá... Vou pular aqui de novo... "*Foram séculos de nula e carcomida evolução, em que pensadores e cientistas não acreditavam somente no empirismo, exigindo teorias comprobatórias e argumentações embasadas na razão e na congruência.*"

— Caraca, tá difícil! — interrompeu Fred, demonstrando impaciência. — Vocês entenderam alguma coisa?

— De verdade, muito pouco — disse Lui, concordando com Fred.

— Ainda mais com você me atrapalhando toda hora. Complicado mesmo. Agora, posso continuar? Quem sabe logo fica mais claro.

— Pula para a outra página — indicou Fred.

Fiz mesmo. Estava ficando nervoso de tanta informação confusa. Algo tinha que fazer sentido. Então virei a folha:

— Vamos lá. Que tal aqui? "*O orbe era então concebido com inúmeras matérias estendidas em superfícies. Algumas amorfas, outras análogas à vivenciada pela maioria. Após excepcional argumentação, decidiram que essa magnitude potencializada se chamaria Virkadaz. E dela derivaram os plix — domínios dilatados da realidade apresentada...*"

— Peraí, fala isso de novo — pediu Lui.

— Domínios dilatados da realidade apresentada — repetiu Fred para ele. — Virkadaz?

— Ok, mas agora deixa eu ler. *"Finalmente, a orientação arcaica da metagaláxia unidimensional foi abandonada. Antes plano, depois dímero, tridimensional, e agora pluridimensional.*

Em seguida, os plix conhecidos foram citados e descritos. Características foram enumeradas, a probabilidade de acesso calculada, técnicas de abstração documentadas." *Blablablá... Passa tudo isso também... "... sendo que os seres que concebiam tal façanha poderiam ser designados orbícolas...."*

— Orbícolas? — repetiu Fred.

— *"Contudo, sem gabola, intitularam a todos os que naturalmente, sem capacitação e espontaneamente realizam o presumível como visionários..."*

— Visionários? — repetiu Fred novamente.

— *"Em detrimento das constantes desordens suscetíveis ao comentar deste ou de outro plix, determinou-se que a matriz chamar-se-ia Index. Sendo que as demais seriam nomeadas de acordo com a característica que as subjugavam dentro do multiverso."*

— Eu entendi direito? Multiverso? — perguntou Lui.

— Multiverso! Eu sabia, eu sabia! Falei pra vocês, vivemos em um multiverso doido — comemorou Fred, se achando por ter acertado. — Mundos paralelos... Em qual a gente está? A gente pode mudar? Queria estar em um em que eu tivesse superpoderes, será que tem? É nesse tal de plix que ganho poder? Onde fica o plix? Como faço para ir para lá?

— Eita! Calma, Fred. Quer dizer que plix é para onde eu fui no piripaque? Será? É isso? Não sou doido de pedra, afinal — disse eu, sentindo um certo alívio momentâneo.

— Tá com cara de ser isso — concordou Lui. — Temos que ler mais, né?

Logo me dei conta de que ainda assim a história era bem maluca e que o único que podia me dar uma luz era Llinky. E como disse, o cara não era fácil.

— Preciso ler estes livros o quanto antes. Não vou aguentar ficar bolado, sem respostas. Llinky precisa me procurar logo — falei, já reunindo os livros e me levantando.

— Ei, aonde você vai? Nem terminou — exclamou Lui.

— Vou para casa, ué?! Vou ler sozinho e tentar fazer de novo.

— Como assim? Fazer o quê, isso de plixar? Ir para o tal plix? Sério — disse Fred.

Eu apenas balancei a cabeça confirmando. E para aliviar completei:

— Relaxa, gente. Na real, já saquei que vou precisar de um dicionário.

***

Depois de uma espera interminável, o sinal do fim da aula soou. Estava todo mundo alucinando. Um zilhão de mensagens do pessoal de um dia para o outro. Fred, linguarudo, já tinha contato para a Lara e para a Julie todo o episódio do dia anterior. Llinky, os livros, plix, Virkadaz e tal.

Assim que puderam, Lui e Tom me agarraram, cada um por um braço, e me arrastaram para fora da sala. Julie e Lara vieram logo atrás.

— Zuwi, você está horrível — condenou Lara na lata, medindo meus olhos afundados nas olheiras escuras.

— Com certeza, não está bem — disse Julie, andando rápido atrás de mim. — Ei, aonde estão indo?

— Um lugar mais mocado. Quero que o Zuwi conte tudo — respondeu Fred, animado.

— O está acontecendo, afinal? — quis saber Julie.

— Passei a noite em claro lendo e tentando executar as instruções dos livros de Llinky. Não é fácil, não! É simples quando acontece sem querer. Fiquei a madrugada toda seguindo o passo a passo. Estou exausto. Exige concentração — comecei a contar assim que sentamos no banco mais afastado do pátio do colégio. Logo vi que as garotas estavam boiando. — É o seguinte, pessoal: sabem esses problemas que tenho passado? Tudo é consequência de plixar.

— Sério, não é doença mesmo? — perguntou Lui.

— Gente, me atualiza. O que é plixar? — pediu Lara, com cara de zonza.

— É quando alguém vai de um plix para outro — respondi.

— Deu na mesma. E o que é plix? — perguntou Julie.

— Domínios dilatados da realidade apresentada — disse Fred, repetindo o que estava no livro. Depois completou: — Sabe o universo? O certo é multiverso. Sabe aqui? É uma dimensão. Sabe aonde Zuwi foi? Era um plix.

— Eu estou achando que os seus piripaques são contagiosos. E que tudo isso faz parte deles — disse Julie para mim.

— É isso aí! Correto — respondi, mostrando animação apesar do cansaço e deixando todos ainda mais espantados. — Llinky estava certo, tudo faz parte. Quanto ao contagioso, não sei dizer. Só não é doença.

— Incrível! Sabia que um dia eu iria descobrir algo assim — festejou Fred. — Você já se movimentou livremente entre eles? Já comprovou que o fluxo de tempo é irrelevante? Isso tudo tem a ver com a engenharia reversa? — disparou Fred daquele jeito quando fica agitado.

— Fred, calma. Vou explicar melhor. É o seguinte: existem lugares no universo que a gente nem imagina. Eles se chamam plix. E quando você atravessa de um para outro, ou melhor, plixa, no início os efeitos colaterais são exatamente esses.

— Peraí, vamos ver se eu entendi. — Lui levantou-se de ímpeto, olhou em volta. O grupo próximo nos observava, então se aproximou de novo. — Você está dizendo que por aí tem passagens secretas que você consegue achar?

— É isso aí — confirmei.

— Eu quero também. Como eu posso fazer isso também? — quis saber Fred.

— Qualquer um pode, como se diz, plixar? — interessou-se Lara.

— Na verdade, pelo que entendi, eu tenho essa habilidade naturalmente. Mas acho que tem como desenvolver, treinar para fazer — disse eu, acelerando ao final da frase, transparecendo um pouco mais de saúde no rosto.

— Impossível ser verdade — disparou Julie, duvidando. — Parece tão improvável quanto voar em um sapo alado tricotado por mim neste exato momento.

— Ou acreditar que somos nós as cobaias vivendo neste planeta, que é uma grande experiência científica. E que tudo não passa de uma vingança dos ratos de laboratório — disse Lui, enfatizando sua descrença. — Por mais que eu tenha visto os tais livros, pode ser só mais uma dessas especulações malucas fantasiosas.

— Até certo ponto, nem eu acreditei. Verdade. Ainda duvido. Tentei um monte. Como nada acontecia, pensei que fosse mais um livro de pura ficção científica. Só quando já era quase de manhã e eu estava sonolento é que consegui. Nem sei o que fiz. Mas foi incrível. E depois não consegui repetir. Tentei, mas não deu.

— Sonhou. Só isso. Esse papo é muito estranho. Difícil de engolir. Ainda acho que sua mãe tem que saber de seus ataque e você deve ir ao médico de novo — declarou Lara.

— E você está bem, Lara? — perguntei, tentando sair do centro das atenções.

— Bem melhor. O médico que me atendeu depois do episódio do assalto disse serem normais essas crises tempos depois de um trauma. Na hora fica ok, depois vêm a tremedeira e o pânico. Mas já passou.

— Bem, o tempo acabou, vamos para a sala — anunciou Julie ao ouvir o fim do intervalo.

No caminho, Lisa, minha vizinha, veio até a gente, cumprimentou e foi falando para mim:

— Meu pai pediu para convidar você e sua mãe para jantarem hoje lá em casa — e, dando um pivô, completou: — E disse que não aceitava um não seu.

Logo que ela se afastou, desabafei:

— Que beleza! Não estava nos meus planos para hoje à noite visitar vizinhos. Queria ler mais.

8

PISTA DE UM CRIMINALISTA

Era cedo, a casa recendia a café quando a campainha tocou.

— Você atende? Ainda não estou pronto — pediu Gabriel de dentro do quarto.

— Já notei que tem demorado mais para se arrumar. Depois do jantar de ontem à noite, já sei o motivo. Se chama Ligia, não é? Ééé... Pode deixar, eu atendo — implicou Lisa com o pai. — Já estou indo! — gritou ao descer as escadas para o hall.

Havia impaciência no dedo do visitante, já que não demorou muito para o tinido voltar a encher os ouvidos. Lisa focou dentro do olho mágico, inspirou e puxou a maçaneta.

— Bom dia, mocinha. Você deve ser Lisa, filha do Gabriel — cumprimentou, estendendo a mão direita enquanto a outra mão já recolhia o distintivo mostrado para o bolso. — Muito prazer. Sou Félix, detetive da central de investigação criminal. Atuo na regional.

Com a testa franzida de estranheza, Lisa tinha os cabelos escuros soltos e um tanto desgrenhados. A adolescente vestia uma camiseta básica e shorts, e não tinha se arrumado para o colégio ainda. Nitidamente estava espantada pelo horário em que o policial fazia a visita.

Depois de alguns instantes de inércia necessários para assimilar as informações que o homem despejava, correspondeu ao cumprimento com ar de soberba.

— Sim, sou eu. — Pausa. — Vou chamar meu pai — disse Lisa, já abandonando a figura encapotada no batente de entrada.

Gabriel veio até a porta com ares de descontente. Não esperava qualquer visitante, e claramente não lhe agradou ver o detetive.

— Muito bem, no que posso ajudar? — disse assim que fez o investigador se sentar no sofá.

— Sr. Gabriel, primeiramente quero registrar minha grande satisfação em conhecê-lo. Acompanhei a resolução de vários casos sob sua supervisão. É fascinante a forma que soluciona os crimes...

— Certo, mas estou aposentado e procuro não remexer o passado. — cortou rispidamente.

— Perdoe-me... No entanto, estou aqui para justamente solicitar o seu envolvimento em um caso recente. Estamos convocando todo o contingente e a reserva para a ocorrência...

— Pode parar — interrompeu novamente em sobressalto. — Se você realmente leu sobre mim, sabe que não estou simplesmente aposentado. Eu me retirei. Estou fora disso! Praticamente estou escondido em detrimento dos bandidos que ameaçavam a mim e à minha filha. Já não existe mais o criminalista Gabriel Lucfin. Nesta cidade ninguém nem sabe da minha história. E gostaria que continuasse assim — exclamou de forma que sua respiração estava alterada e sua face enrubescida.

— Mas, senhor, a situação é grave. Bem deve ter acompanhado nos jornais a ousadia dos bandidos que agiram em uma ação simultânea mundial. E suas destrezas em realizar a peripécia, não fazendo uso de armas, somente de hipnose — explanou, suplicante. — Contamos com suas habilidades para chefiar o grupo de inteligência.

Gabriel levantou-se de súbito, sem responder. Perambulou tenso pela sala. Bufou forte e encarou por instantes a enrugada cara de Félix. Semicerrou um pouco os olhos, segurando a raiva que se instalava diante das informações. Estava entre sua determinação de permanecer afastado do mundo criminal, proteger sua filha e a responsabilidade do dever a cumprir.

Rodopiou várias vezes no calcanhar, aflorando sua indecisão. Pensou em Lisa, ela ficaria indignada. E com razão, estaria quebrando a promessa de mantê-la segura. Tudo bem que aquela era uma situação crítica, fugia do panorama esperado. Mas será que ela terá maturidade?, perguntava-se Gabriel. Não podia deixar de atender a um apelo desse porte. Ainda contrariado, declarou entre os dentes:

— Ok, eu concordo em ajudar. Com a condição de que todas as decisões partirão de mim.

— Ótimo! Agradecemos por nos atender — animou-se Félix. — Há muito a fazer. A começar por um conhecido seu.

— Conhecido? Quem? — admirou-se Gabriel, ainda mais por mal se familiarizar com os vizinhos.

— Paulo Foster, senhor.

— Paulo, o psicólogo que mora na rua de cima? Ele está envolvido?

— Essa é a primeira parte da missão. Suspeitamos ser um infiltrado. Mostrou-se um tanto nervoso demais, entende? — revelou Félix antes de se despedir.

***

Antes de entrar na delegacia, Gabriel inspecionou ao redor para averiguar se algum conhecido o observava.

— Olha, já basta vocês atrapalharem minha aposentadoria, incomodarem a mim e minha filha — bradou Gabriel, sem paciência. — Tenho minha vida, e fazia parte dos meus planos montar meu próprio negócio. Se querem minha ajuda, será assim. Não vou ficar indo à central policial. Além disso, não quero que saibam que estou envolvido nesse caso do roubo. É melhor assim.

Gabriel andava tenso e irrequieto. Deixava seu bom humor de lado quando tratava do trabalho policial. Era outra pessoa. E não fazia questão nenhuma de ser "o simpático Gabriel".

Após a bronca, Félix ficou sem graça. Ajeitou sem motivo os memorandos que trazia em uma pasta. Tentou dissimular as palavras pensadas, poderia ser uma resposta ruim. Então finalmente apresentou os dados:

— Recebi os depoimentos de todas as vítimas ao redor do mundo. Fiz um cruzamento analítico entre eles e descobri fatos muito instigantes. Algumas vítimas reconheceram outras, dizendo que as viram no transe durante o assalto. Mas elas não moram na mesma cidade.

— E eles não se conheciam?

— Não, já verifiquei tudo. Não há ligação entre eles.

— É isso mesmo? Temos gente de toda parte do mundo se reconhecendo e que nunca tinham se visto antes? Como pode ser? — refletiu Gabriel, tentando achar algo nas entrelinhas. — Pense bem no que está dizendo, Félix. Isso é algo quase irreal. Não podemos reportar algo sem nexo para as autoridades mundiais. Tem certeza dessa afirmação?

— Olha, Gabriel, temos muitas evidências. Mas ainda falta ler mais ou menos outros mil depoimentos para concluir essa tese. Mas tudo aponta que sim. Um dos reconhecidos é Paulo Foster, de novo ele.

— Então é por aí que vamos desatar esse nó. Já descobri com quem ele anda se encontrando com frequência. Mas confesso que é difícil seguir o cara. Às vezes ele desaparece. Minha equipe fica bem tonta sem saber dele. — Gabriel separou uma pasta e ofereceu para Félix — Aí estão as fichas das três pessoas que disse a você. Todas tiveram contato com o senhor Paulo. Além de Llinky, que já sabe, tem essas outras.

E entregou o dossiê com as informações e fotos da investigação.

— Mia Verzeni e Alexa Molpy.

— Vou incluir esse aqui. — E jogou uma foto sobre a escrivaninha. — Chama-se Ian Trungs. Bate com algumas descrições que temos dos bandidos, cabelo punk roxo, magrelo, tatuagem de serpente no braço esquerdo. Além disso, eu o vi alguns dias depois do incidente discutindo justamente com o Paulo. Acredito que há algo a mais aí nesse episódio. Precisamos investigar. Vejam com quem mais ele tem contato.

9 CHAMADO MAIS QUE ESPERADO

Depois de uma noite que tinha começado com um jantar na casa dos meus vizinhos em que fiquei oscilando entre a lentidão da leitura e a empolgação da prática, terminei os livros. Gabriel seria até legal, se não estivesse de gracinha com minha mãe. Um horror ver os dois nos sorrisinhos. Pior é que nem consegui me distrair. Conversar com a Lisa não rola, ela é muito chata, sem papo. Na real, fui lá só para minha mãe não invocar comigo. Se ficar de castigo, não posso ver o pessoal. Aí, não aguento.

Eu tinha que ir ao Marghour. Não que eu tenha fissura pelo lugar. Tudo bem que é show ter biblioteca, livraria, computadores, videogames e um café, tudo junto. O fato é que, com a missão cumprida, tinha de estar por perto para Llinky vir falar comigo. Esperava que não tivesse desistido de mim. Justo agora. Precisava entender tudo isso e parar de achar que pirei.

Chamei a galera e peguei uma sala reservada. Melhor para falar sem medo de alguém ouvir:

— Certo. Vou ler essa outra parte muito legal para vocês. — respirei fundo e sussurrei o livro que tinha no colo. — Então lá vamos nós... *"O orbícola inexperiente precisa se preparar para aumentar a coesão de sua energia. O plixar — ato de deslocar-se entre os diversos plixs sem evolar — é uma expansão, uma dilatação de partículas concomitante com o aproveitamento de sua intermitência. As inúmeras dimensões têm pontos de comunicabilidade chamados chaves de plix. Existem plix com acesso mais simplificado e são esses que utilizaremos para iniciar o aprendizado...*" Daí, pessoal, vem um passo a passo de como fazer.

— Gente, cansei desse assunto — disse Julie. — Enquanto não tiver nada que me mostre isso aí acontecendo, é tudo balela. Aposto que continua com dor de cabeça, né?

— Não tanta, tem diminuído com a prática — respondi.

— Tudo distração. Você está com alguma coisa séria e precisa contar para sua mãe — opinou Julie.

— Sei lá. Pelo menos vamos tentar entender — comentou Lara. — Vai lá, manda ver. Quero saber mais, Zuwi.

Só que nesse ponto eu não estava mais ligado no que elas diziam. Eu tentava entender a cena inexplicável que rolava além do vidro da sala em que a gente estava.

— Pessoal! Por que Fred está com Llinky indo para a porta de acesso restrito aos funcionários? — perguntei, de olhos arregalados.

— O quê? Onde? — disse Lui, pulando da cadeira e virando-se para procurar o descrito. — Que estranho, não era você que ele ia chamar? Será que pegou Fred achando que era você? Ele é cego, né?

Mal ele tinha chegado ao final da frase, Azumi bateu na porta, colocou a cabeça para dentro e disse:

— Zuwi, Llinky pediu para me acompanharem.

O momento havia chegado: Llinky tinha me chamado, enfim. E agora? Um frio percorreu minha coluna. Veio aquele típico vácuo na barriga. Grilos pularam da cabeça para a barriga. Senti suar. Como se domina esse tipo de coisa? Eu já estava no meio do furacão e não havia tempo de pensar. Peguei os livros de Llinky e ordenei minhas pernas a mexer na direção de Azumi.

— Não só você, Zuwi. *Todos* vocês — confirmou Azumi para o espanto geral.

— Como é que...? — perguntei, espantando.

Lui, Lara e Julie se entreolharam antes de seguir. E foi Lara que quebrou o silêncio pela surpresa com as interrogativas que borbulhavam nas nossas cabeças:

— Agora, sim, isso está muito esquisito. Por que Llinky pegou Fred? E o que ele quer com a gente?

Fui capengando, meio arisco de medo. Deve ter sido por minha culpa. Eu li para todos os livros. Era isso. Agora ferrou tudo.

Nós quatro seguimos a incomum figura de Azumi pelo corredor, que estava na penumbra. A apreensão não nos abandonava. Ao chegarmos à porta, Azumi apenas bateu de leve e nos fez entrar sem cerimônias. Em seguida saiu trivialmente para atender aos clientes, deixando-nos lá.

Alguns abajures preenchiam com uma claridade amarelada cantos dispersos do ambiente e não amenizavam o incômodo pelo desconhecido. Os muitos tique-taques enchiam a sala de um ruído compassado. Pensa no pânico, todo mundo tenso. E ainda tinha a inusitada decoração da sala como distração. Estávamos tão atordoados com a situação que nem notamos Fred sentado em uma poltrona camuflada pela escuridão.

Vou falar: parecia coisa de filme. Tinha um capacete cheio de luzes e sensores que lembrava uma fantasia alienígena. A parede toda estava coberta de equipamentos megaestranhos. Reparei em um objeto com um grande ponteiro e que, ao me aproximar, vibrava de um lado para outro. E os livros? Caraca! Tinha um imenso. Grande mesmo. Nunca tinha visto algo assim. Eu estava abismado. Por minutos fiquei tão distraído que até esqueci que não estava sozinho. Tanto que levei um susto ao ouvir o cumprimento:

— Oi, pessoal! Acho que coloquei todos numa encrenca — disse Fred desajeitadamente.

— Fred, cara, não, fui eu. Desobedeci às regras, foi mal — contradisse.

— Na verdade, eu segui Llinky e o vi plixando — contou Fred. — Fui pego nessa.

Foi então que do nada vimos Llinky aparecer, ao acender uma luminária no canto perto das cortinas. Medonho. Forçando um pouco de generosidade, convidou:

— Venham, sentem-se e fiquem à vontade.

Quase que tateando com os pés, me movi vagarosamente para as poltronas que havia pela sala. Sentei na que estava perto da parede forrada de relógios. Rodei a cabeça para examinar cada um em detalhes. O silêncio maltratava a pouca coragem que me restava. Llinky caminhou para perto de mim e explicou:

— Meus caros, é um tanto inusitado os ter aqui. Mas os acontecimentos se desenrolaram de tal forma que fugiram do meu planejado. Encontrei o senhor Fred, aqui, me bisbilhotando e então racionalizei: por que não?

E gesticulou como se esperasse uma resposta nossa, mas em seguida prosseguiu.

— Imagino, pelo que conheço e descobri, que Zuwi tenha contado a todos o conteúdo do material que entreguei a ele. Mesmo eu tendo alertado sobre isso. Mas, enfim, já não são ancorados de fato.

— Olha, Llinky, tranquilo. A gente não vai contar para mais ninguém essa história de plixar, não é, Zuwi? — interrompeu Fred, tentando remediar.

Llinky voltou o rosto para ele e determinou:

— Por enquanto só ouçam. — E todos estremeceram em suas cadeiras.

— Acho melhor sermos práticos. Levantem-se, vamos formar um círculo. Quero Zuwi do meu lado e Fred do outro. Os demais, fechem a roda.

Lui, Lara e Julie estavam de cara. Tive que segurar firme a mão de Julie para ela se mover para formação. O toque frio das mãos nervosas intensificava a insegurança. O difícil era não saber o motivo disso tudo; foi tão ruim assim ler o livro para a galera? Daí, lembrei do dia da tempestade, em que Fred tinha visto Llinky falando sobre planos misteriosos. Quase perdi o chão. Então era isso, estragamos esses planos. Agora ele vai acabar com a gente. É o fim. Nunca tinha imaginado que Llinky escondia algo assim. De verdade, fiquei apavorado.

O devaneio foi atravessado pela voz marcante de Llinky:

— Creio que alguns não se sentirão bem, mas não larguem as mãos. — E esfregou seu reluzente anel do dedo mindinho antes de segurar as mãos de Zuwi e Fred.

A luz pálida do abajur foi crescendo até se tornar cegante. O piso acarpetado passou a ser nada. Existia peso, mas com menos sensação de gravidade. Descontroladamente o mundo e as paredes rodaram. Era uma louca ciranda que sugava ao mesmo tempo que repelia. Todos os meus pensamentos foram sacudidos pela escuridão repentina. Fiquei bobo quando diversas linhas luminosas cortaram o ar e desenharam os objetos da sala em tons de azul luminescente.

— Onde estamos? — atreveu-se Lara a dizer, segurando o enjoo.

— Não é hora de falar. Apenas ouça — ordenou Llinky incisivamente. — Esta é a Index da forma que vejo. Vocês estão dentro de um mapa mental holográfico. É uma forma de acesso ao Universo de Virkadaz, uma outra realidade, através dessa projeção particular. Vocês a veem por eu ter as chaves e permitir que vocês me acompanhem.

Llinky desvencilhou-se do grupo e estendeu as mãos para o nada, transpassando o aramado que definia a estante.

De repente um desdobramento de imagens cercou o grupo em todas as direções. Eu girei 360º para acompanhar o movimento repentino. Então Llinky continuou:

— A Index, onde vocês moram, é uma parte do que existe. Dela, alguns têm ingresso para outras áreas do universo expandido, Virkadaz, se detiverem a chave. Ela nem sempre é algo material, ou um objeto. Pode ser um pensamento, uma palavra, uma frase, uma lembrança. Cada um desses pequenos quadrados luminosos que vocês estão vendo à nossa volta é um plix de que tenho a chave.

— Caramba! — exclamou Fred, sem conseguir segurar a admiração. Ao ver que desobedeceu à recomendação de Llinky, apenas desculpou-se.

— Zuwi, aqui, já esteve em três deles — disse Llinky apontando para os hologramas. — Essa e essa foram sem querer, de forma natural. Isso acontece a algumas pessoas, mas na maioria nem ficam sabendo o que ocorreu. Sentem algo como *déjà vu,* um sonho ou um mal-estar súbito. Outros acham que perderam a memória, foram abduzidos ou tiveram uma experiência transcendental. — Movendo o dedo para outro lado, Llinky falou: — E essa outra, sei que Zuwi acessou através do livro que estava com ele. Individualmente eles têm características muito distintas: tempo, espaço, dimensões, materiais, funções, proporções... são muitas as variáveis. Nem eu mesmo conheço todas, apenas um pequeno percentual. Mas, sem modéstia, afirmo que tenho talvez a maior coleção de plix.

Llinky ficou pensativo por instantes, depois se moveu, espalhando os fragmentos pelo espaço, parecendo estilhaços voando numa explosão. Fez a malha invisível que os agrupava se deslocar e esticar, e só depois voltou a falar.

— No início, somente Zuwi faria parte dos meus planos. Mas então Fred apareceu e mudei a estratégia. Ainda não vou dar outras explicações. Antes terão que se preparar para o que tenho arquitetado. A primeira lição de vocês é justamente aprender a plixar. Passar da fase iniciante e deixar de sofrer os efeitos colaterais — esses que o Zuwi vem sentindo.

Para isso, eu mesmo treinarei a todos. Mas saibam, o segredo é concentração absoluta, dedicação e persistência. Isso envolve, inclusive, acreditar.

Vou falar por mim, mas tenho quase certeza de que o resto também estava igual. O medo me deixava bastante desconfortável. Esse mundo desconhecido intrigava de um jeito alucinante. Pensar nas inúmeras possibilidades que tudo aquilo poderia gerar era algo de outro mundo. Foi a curiosidade que me trouxe a coragem de ficar ali, de não gritar e sair correndo. Minha vontade era desbravar cada pedacinho flutuante, entrar em cada plix para ver o que tinha lá. Não resisti, estendi os dedos e toquei no mais perto.

No instante em que meu dedo encostou, todos perderam o chão. Fomos arremessados para o fluxo luminoso que se movia em altíssima velocidade. Entre berros, exclamações e arritmias, vi Llinky impassível. Era bizarro. Todos com a adrenalina a mil e num berreiro como numa montanha-russa e ele apático a tudo. Pior foi quando aportamos. Todos desengonçados, caímos esparramados uns sobre os outros, e Llinky apenas bateu os sapatos no chão, como que descendo de um degrau.

Lui levantou-se atordoado, sentindo a cabeça doer e o estômago amarrar. Então, retirando a sujeira das calças, olhou em volta e disse:

— Gente! Como viemos parar na ruazinha atrás do teatro?

— Esse é um plix-atalho — respondeu Llinky imediatamente enquanto conferia num equipamento se havia pessoas próximas. No instante seguinte, abruptamente todos sentiram o corpo formigar.

— Essa chave é muito útil para urgências, desde que se consiga manter a calma e a concentração. O plix apenas leva de onde se está para outro mentalizado na Index.

— Se estamos juntos nesse mesmo sonho maluco, fomos dopados. O que tinha no meu suco? — exclamou Lara, expressando exatamente o que todos pensamos.

— Melhor voltarmos — anunciou Llinky.

Antes mesmo que a gente se desse conta, a rua sumiu como se anoitecesse rápido. O ambiente negro foi tragado para o dedo de Llinky e a sala ressurgiu como era antes. Só estava agora atravancada de centenas de perguntas. Atordoados, vertiginosamente confusos e descompensados.

— Respirem. Sei que estão mal. Vou pedir água para vocês. Mas preciso que saibam que a partir de agora vocês serão sempre monitorados. Não apenas por mim, mas por diversas pessoas. Tanto bem quanto mal-intencionadas. Pois todos souberam que plixaram e terão interesse em vocês.

Não só eu, mas todos ficamos de cara e estranhamos a informação. A pergunta quase ia saindo pela minha boca quando Llinky a respondeu:

— Existem equipamentos que medem e informam essas atividades de alterações energéticas na Index. Quero que fiquem espertos. Olhos abertos para acontecimentos fora do comum, pessoas que os observem, aproximações suspeitas. Tomem cuidado!

10 TERRÍVEL COMBUSTÍVEL AMIGÁVEL

Contra qualquer probabilidade de existência, entre entulhos e sujeira, um grilo passou a noite cantando no beco. Tinha vindo sem querer dentro de um saco de lixo com restos de grama. Esfregava suas fileiras de pelos da asa numa tentativa improdutiva de encontrar uma parceira. Obviamente ela não estaria ali.

Talvez por isso, ou simplesmente porque achou curiosa a circulação de pessoas pela parede de tijolos, decidiu se aventurar saltando heroicamente na mochila de um dos visitantes. Se tivesse consciência, talvez se arrependesse. O empuxo a que foi submetido fez quebrar uma de suas antenas. Sacudiu de um lado para outro até cair no chão polido. Espertamente, pulou pelas paredes de pedra, seguindo o fluxo dos humanos. E logo que pôde escondeu-se bem quieto atrás dos objetos da sala em que chegaram. Sensato. Talvez tivesse usado seu instinto para fazer uma leitura do clima do lugar.

Era tenso. O ar estagnado denunciava apreensão. Havia uma sensação desagradável de inquietação, típica anterior ao desenrolar de algo angustiante. Eram muitos ali. O número de novatos surpreendeu Alexa, que logo deduziu que o sucesso do último golpe atraiu nova leva. Ela estava com Simon, e trocaram olhares de assombro pela quantidade, mas nada falaram. O silêncio era tão impenetrável que mesmo eles, namorados, ficavam calados. Como se fosse um templo ou um mausoléu em que qualquer ruído acordaria uma temível presença. Ninguém se atrevia. Já o grilo achou perfeita a quietude.

O chilrear reverberou pelas paredes polidas. Fazia eco e era tão agudo que incomodava os ouvidos. Victor não demorou para se movimentar. Rodou procurando pelo inseto. Cutucou Roger para que o ajudasse, afinal tinham que se livrar dele antes que Mr. Khan aparecesse. Por minutos o som do grilo quebrou a rigidez da expectativa e do medo. Fez todos zanzarem entre si, procurando o tal grilo barulhento. Quando finalmente Roger o pegou e ia dar um fim nele, Alexa gritou:

— Não mate o grilo!

Foi bem na hora da chegada aguardada. Mr. Khan pairou pela sala em um silêncio abrupto, encarando Alexa por instantes. Procurou ler a situação e questionou:

— Por que não?

— É que, dizem, matar grilo traz azar, e dos grandes.

— Dizem? Colocam tanto significado em algo tão insignificante — falou ele, pegando o animal entre os enormes dedos de Roger. — Menosprezam a lógica, entregam-se a desprezíveis partes de sua mente limitada, inquietam seus espíritos medíocres com crenças banais. Não é esse o caso, não é, Alexa?

— Não. Não mesmo. É que eu achei...

— Acredito que não tenha pensado que eu temeria uma superstição tola.

— Não, nãoooo, só não queria sujar o piso aqui.

— Imaginei que esse não fosse o tipo de imbecilidade inerente a você.

Alexa não tinha como ter certeza, mas mesmo assim tinha certeza de que Mr. Khan a insultava. Só balançou a cabeça e fez cara de tudo bem enquanto via o pobre grilo ser esmagado pelo bico fino do sapato lustroso de Mr. Khan.

— Apesar de dizer que o grilo pode influenciar na minha sorte, afirmo: com certeza a tenho ao meu lado. Isso, se ela existir. Prefiro jogar com a probabilidade, ação e reação. E aí está — afirmou Mr. Khan. — A reação era esperada. Depois do sucesso do golpe, estão nos procurando.

— E quem está no nosso pé? — interferiu Victor.

— Ora, bem sabem quem mais nos monitora. — Encarou cada um de forma pétrea e desprezível. — Só que, além daquela trupe de enxeridos ineptos da Espia Suprema, Llinky e Mia, temos também agora a polícia — soltou, sem alterar sua feição.

Essa característica peculiar de Mr. Khan deixava qualquer um arrepiado. Ainda mais que normalmente, após tal cena, seguia-se um sorriso controverso. E foi com sarcasmo que prosseguiu:

— Começaram pelo Paulo, vejam só. Até o próprio Llinky e a Mia estão na investigação. Hilário. A polícia é ordinária.

Pausou para apenas ouvir o efeito nos presentes.

— Mas logo podem chegar a nós. Isso se não tomarmos algumas providências. Então, desta vez, os erros deverão ser exterminados. Tenho uma estratégia para driblar toda a corja.

— Qual o plano? — atreveu-se a perguntar novamente Victor.

— Primeiro, quero que sigam o garoto. O lado de lá está muito interessado nele, e eu também. Quero saber cada passo de Zuwi. Para isso, Simon terá que se enturmar com o tal, ser mais próximo. — Encarou-o, aguardando a reação do rapaz. — Claro que não se tornará amigo do garoto assim, sem mais nem menos. Por isso, Simon irá se apaixonar pela *liiinda* Lisa, que é vizinha e amiguinha dele.

Alexa dissimulou o ciúme, mas ainda assim deixou escapar um gemido. Os demais, que sabiam do namoro, nada disseram. Os poucos que o haviam confrontado sofreram uma pena glacial. Depois de instantes de um silêncio opressor, o suspense imperou. Então Mr. Khan continuou:

— Estranho não perguntarem mais. Ou deduziram algo por se adiantarem nas informações, ou são idiotas o bastante para não acharem pouco. Eu não deixaria por aí, não acham? Bem, além de Lisa ser próxima de Zuwi, ela é filha de Gabriel Lucfin. É esse sujeito que está dirigindo localmente as investigações policiais. Ao mesmo tempo, está ligado intimamente com Ligia. E, pasmem: ela é mãe de Zuwi. Assim, se Simon namorar Lisa, terá todas as informações de que precisamos para paralisar essa corja. Quero a chave da anomalia para os meus planos e essa gente fora do meu caminho.

— Sem falhas, Simon — disse Victor, adiantando-se a Mr. Khan.

— Certo. E qual é a dica? — perguntou Simon.

— Meu caro, não precisa muito. Apenas use seu charme sobre a garota e me traga novidades. Não quero ser pego de surpresa. Além do mais, sei que logo Mia e Llinky devem procurar Zuwi. Isso se já não o fizeram. Essa gente é difícil de monitorar.

Mr. Khan caminhou até ele, segurou em seus ombros e concluiu:

— Quero esse garoto do nosso lado, e não do deles.

11 SOLAVANCOS, TRANCOS E BARRANCOS BRANCOS

Foi até bem rápido. Na mesma hora em que saímos para fora do Marghour percebemos que a velocidade de nossos mundos estava diferente. Para mim, já vinha acontecendo algo, eu só não queria acreditar. O simples fato de sabermos sobre Virkadaz fez tudo se mover em uma dimensão distinta. Não parecia que nós estávamos acelerados. O resto é que estava em uma grande lentidão. A rapidez do dia normal era lenta. Queríamos que anoitecesse logo, que o sono viesse de uma vez, que o sol levantasse depressa e que as aulas corressem. Mas tudo parecia em câmera lenta. É sério. Em outro tempo, num compasso quase contrário. Dizer que estava lento era muito menos lento do que realmente demorava. Podia ser a ansiedade ou a imensa dor de cabeça de todos. Talvez fosse. Segundo Fred, era visão de mosca:

— Muitos quadros por segundo. Vídeo contínuo. Vira em câmera lenta, entendem? Diminuímos como moscas. O mundo aumentou, quero dizer, o universo cresceu. A gente é minúsculo, insetos em Virkadaz. Se no antigo éramos nada, e agora?! Ou será que é um buraco negro?

— Buraco negro, por quê? — duvidei.

— Um buraco negro faz reversão temporal. Teoria. Ninguém sabe. Começa a ficar mais lento, lento, mais lento até parar. Então reverte.

— E nós estamos em um? Não afetaria todo mundo? — perguntei.

Sim, ele estava fazendo de novo. Fred estava divagando, do jeitão truncado.

— Alguns dizem que fluxo de tempo é irrelevante. Tem os que estão preocupados com as rachaduras no espaço-tempo. Sim, é possível. E falam da relação com o movimento das marés e as aves migratórias. Depois de Virkadaz, faz todo o sentido. É isso! É possível.

Nisso Fred tinha razão, e eu sei. Não quanto às rachaduras no espaço-tempo, sobre tudo ser possível depois de Virkadaz. Era como se o que fosse impossível tivesse criado uma possibilidade dentro do impossível para ser possível. Admito, muito confuso.

Além dessa loucura, ainda tinha Llinky, que acrescentava mistério aos mistérios de Virkadaz. Botava medo. Podia até ser medo do desconhecido. Mas vamos dizer que Llinky caprichava no quesito ser estranho, fazer mistério, esconder e omitir. Nunca tinha como saber tudo. E foi esse o tema da avalanche de mensagens entre o pessoal até a hora de irmos ao Marghour no dia seguinte.

Tudo era muito lento, lembram? A gente tinha que preencher o tempo com algo. Zilhões de questões surgiram. E um tanto já me acompanhava. Ainda bem que Llinky tinha respondido a várias. Porque, vou falar, não ia caber mais na minha cabeça. Eu ia explodir. Afinal, o mal-estar continuava. Enquanto o tempo não passava, fiz tudo que era obrigação, e depois sobrou tanto tempo, que usei para especular com a galera.

Um resumo: Llinky é muito suspeito e está envolvido com algo. Isso mesmo, Fred já tinha dito. Agora é oficial. A conversa girou em torno de quais seriam os tais planos dele e como eu podia estar envolvido. Todos concordaram que era muito estranho tanto interesse em mim só por causa das minhas dores de cabeça. Tinha coisa aí. "Se todo mundo pode plixar sem querer, se é tão comum, o que Zuwi tinha de diferente?", falou Lui. "Já é muito desagradável saberem de tudo o que a gente faz. Isso de monitorarem os movimentos parece invasão de privacidade", comentou Julie. Outra coisa que ficou pinicando como almofada de espinhos era se ele era confiável. "Já pensou se ele é um cara do mal, de aliciamento de menores para cometer crimes?" Essa ideia veio obviamente do Fred. Mas ele tinha razão. Llinky podia ter más intenções.

A cidade e o mundo ainda não paravam de falar do mega-assalto, o assunto fervia as conversas. Ninguém sabia de muita coisa. A polícia estava perdida. E Lara lembrou bem que Llinky tinha falado por cima que eu tinha visitado três plix, fora o do plix-atalho: um era o do meu aniversário, outro o do exercício do livro, e o outro? Só podia ser o do assalto. Então o crime tinha ligação com Virkadaz. As vítimas tinham sido plixadas para lá. Plixadas em grupo. Era isso. "Tô de cara", repetiu-se nas mensagens de todos. Não tinha outra escolha. Llinky teria de responder a todas as perguntas.

Não preciso nem dizer que a agonia estava matando. Finalmente o momento chegou. Depois da aula, fomos para o Marghour. Não demorou muito, já estávamos no corredor mal iluminado que levava à sala de Llinky. Euforia a toda, mais que no dia anterior, ainda pior por sabermos o que esperar.

De cara, fui sem rodeios. Lancei todas as diversas perguntas que nublavam meus pensamentos. Queria definir a situação para tranquilizar meus amigos, apesar de que tinha um vacilo por pensar que foi Llinky quem desvendou os problemas do dia do meu aniversário.

Depois de ouvir os inúmeros questionamentos, muito calmo, Llinky circulou entre as poltronas silenciosamente. Meditou por vários minutos, a ponto de deixar todos incomodados pela falta de respostas. Quando todos já trocavam olhares calados, a bengala de Llinky topou propositalmente no pé da mesa, sacolejando os copos sobre ela e a gente. Então disse:

— Não tenho atributos para justificar a credibilidade que devem ter sobre minha pessoa. Mesmo porque, qualquer um pode mentir ou omitir em defesa da sua imagem. Terão que conviver e extrair de suas experiências essa resposta.

Llinky inspirou pesadamente e prosseguiu:

— A verdade é que o universo está mergulhado em mistérios e leis desconhecidas ou indecifráveis que nos impulsionam ou tolhem. Para ir à frente temos de expandir o que sabemos, mas sempre tomando cuidado de não desrespeitar os limites.

Novo período de denso silêncio, em que Llinky perambulava em torno da gente. De repente, do nada, voltou a falar:

— Meus planos? Não digo que sejam concretos e definidos. Apenas ambiciono um panorama diferente do que temos atualmente para Virkadaz.

Llinky parecia calmo, como se já esperasse algo assim. Ao mesmo tempo, era nítido que media as palavras:

— Sabem? Os que nascem já com o dom de plixar são chamados Visionários, porque quando foram nomeados, o grupo se viu como tal. Eles viam além. Quero que reconheçam a potência que é ter o domínio. Só quero abrir os olhos de vocês. Usar o que está latente aí dentro. Mas tem gente que acha isso errado.

Ouvindo Llinky, sentia cada palavra como se em algum lugar já tivesse conhecimento do conteúdo, como se estivessem esquecidas ou perdidas além do meu consciente. Crescia uma leve confiança que aos poucos abria o pesado céu enevoado de minhas dúvidas. Ainda estava indeciso. Mas podia ser, dava para acreditar nele.

— Não digo que será fácil. Passarão por provações e diversos desafios. Não sou bonzinho e terão que se dedicar.

Sem verbalizar, apenas com um gesto, Llinky deu como encerrado o interrogatório que lhe tinham apresentado.

Então partiu para o que havia preparado. Segurou uma pilha de livros que estavam sobre sua escrivaninha e repartiu entre o nosso paralisado quinteto. Antes que reiniciasse a ladainha de perguntas, adiantou-se em dizer:

— Os livros não devem cair em outras mãos, somente vocês têm...

— ...autorização para ler os conteúdos. Sei bem disso — interrompi, completando a frase.

— Então cumpra — disse direto. — Saibam que tanto esses livros quanto vocês são monitorados pelo Conselho dos Altos Visionários.

— Tanto assim? — perguntou Julie, incomodada.

— Sim, cada vez que plixarem, materializarem, semiplixarem, evolarem ou enviarem um simples scrat, a troca de energias nessas transações acionará marcações. Agora vamos praticar um pouco.

Llinky foi vago pra burro. Não achei que disse tudo. Fugiu do tema assalto e de responder na lata. Enrolou mesmo. De qualquer forma, parecia valer a pena o risco, só para ver um plix novo.

— Agora relaxem... respirem lentamente. Fechem os olhos. Usem a chave "incolor". Tentem abstrair, para então focar a chave e começar a sublimação, e em decorrência, plixação. Concentrem-se. Esqueçam o mundo agora e pensem aonde querem chegar. Vocês têm essa escolha; optem por ir para o plix Incolor. Não se prendam a nada.

Eu não me sentia tão nervoso quanto meus amigos. Já estava me acostumando a plixar. Acomodei melhor o corpo na poltrona e tentei distanciar a presença dos amigos ao meu lado. Olhei para dentro da escuridão que tinha no universo dos meus olhos fechados. Imaginei o plix, algo em uma outra camada, um mundo como uma cebola, diversos níveis só esperando serem descascados. Melou. Rir da ideia me fez perder a concentração. Voltei. Não demorou, alguns brilhos repentinos pulsaram diante dos meus olhos. Era o momento, a chave. Os clarões aumentaram, as torrentes vibravam com maior frequência.

De repente, minha cabeça flamejou. Não senti mais os pés. Algo me impulsionava para cima. Do escuro, fui para o claro. E do claro, para uma paisagem insípida, inodora e... incolor. Saí quicando pelo lugar. Comemorei muito. Corri pelo solo, que poderia talvez ser pedregoso, porém formado de massa desbotada definida pelo efeito de luz e sombra. O sol não existia. Parecia que o céu ou teto era uma parede branca que espalhava luz por todos os lados. Podia até ficar monótono um dia, mas ver um local totalmente branco e sem cheiros era estimulante. Principalmente para a curiosidade. Um pouco claro demais, mas não me impediu de percorrer uma área de plantas exóticas que ladeavam o caminho de pedras. Havia pássaros, mas bem diferentes e com olhos saltados. Havia árvores com frutos pendentes e outras com folhas enormes até o horizonte perder de vista. Olhei para minhas mãos, depois para o tênis e sorri. Tudo tinha apenas uma cor: branca. Como se estivessem nevados ou recebido grossas camadas de tinta.

Lembrei da galera. Procurei por todos os lados. Tinha esperanças de que algum deles também tivesse plixado. Mas não encontrei ninguém. Resolvi explorar a palidez volumosa dessa dimensão. Tudo era admiravelmente descorado. Agachei e toquei uma flor pálida.

Estava curtindo quando literalmente o mundo se desmanchou. Como se todos os seres, elementos e o chão fossem de sorvete e estivessem no sol intenso, derretendo. Rapidamente tudo foi se liquefazendo e logo formava um grosso volume de plasma branco gosmento. Mexi os pés tentando fugir da areia-movediça, mas fui tragado pelo lodo asqueroso que se formou abaixo deles. Eu me debati tentando sair, mas logo afundei até a altura do peito. Meus braços aos poucos perderam os movimentos e a força por conta da espessa lagoa gelatinosa. Eu já ia prender a respiração com o pouco de ar que ainda conseguia sorver, quando fui balançado fortemente.

— Zuwi! Tudo bem? — ouvi a voz grossa de Llinky ao meu lado. — Temos que providenciar um Baec, um amuleto, para você voltar mais rápido para Index.

Abri os olhos e vi Fred quase desmaiado, e Lara com a cabeça entre as mãos. Lui e Julie estavam perplexos acompanhando a cena, sem entenderem o que havia ocorrido. Llinky nos mediu e disse:

— Vou pedir suco para todos. Por hoje já basta, terão outras aulas em outro dia.

12 JUNTA AS PERGUNTAS CONJUNTAS

— Prontos? — perguntou Félix.

— Vamos proceder ao local em 3, 2, 1! — ordenou Gabriel, com a arma em riste.

— Parado aí — gritou um dos três outros policiais ao arrombarem a porta do galpão, já atirando um dispositivo no alvo — você está preso!

Em poucos segundos, Gabriel entrou e mediu o ambiente. Chão de cimento queimado, peças de veículos por todos os lados, alguns carros destruídos, outros pareciam até bons. De um lado, uma saleta escura com um cobertor amarrado como cortina. Do outro, um buraco imenso de uma pedreira abandonada. Ao fundo, a parede do galpão, de uns seis metros de altura. Ao centro, o procurado, Ian Trungs, colocava algo em uma mochila.

Após os instantes confusos da entrada, a correria se instaurou no local. Nitidamente surpreendido, de olhos esbugalhados, não entendeu o que o tinha atingido no pescoço. Não era uma bala, não estava ferido, não parecia um tranquilizante, não o imobilizou. Num primeiro impulso, Ian agarrou suas coisas, vestiu a mochila enquanto corria, fazendo justo o oposto do solicitado. Ele saltou por cima de um carro estacionado no pátio onde estavam. Ignorou as armas, apavorou-se, precipitou-se para a ribanceira da pedreira, chegou à base tropeçando, caindo e levantando das pedras. O grupo de policiais dividiu-se para alcançá-lo, cada qual para um lado.

Gabriel ainda viu quando o meliante conseguiu escalar a lateral do prédio perto do muro que dava para a rua. Foi então que uma das grossas correntes do seu pescoço enroscou num prego saliente. Lutou para se soltar e perdeu vantagem. Atrapalhando-se, com dificuldade alcançou o topo da construção, olhou para baixo e arriscou saltar. Era isso, ou seria pego. Um dos policiais estava no seu calcanhar.

A caçada atravessou várias ruas, indo para a movimentada avenida onde ficava Marghour. Pedestres eram derrubados, lixeiras e bancos eram desviados, uma grande movimentação chamou a atenção de todos que estavam no centro naquele momento.

Como parte do plano, Gabriel adiantou-se ao bandido. Não estava na perseguição. Tinha dado a volta no quarteirão e naquele momento passava por rádio sua posição para os parceiros. Assim, todos sabiam para que lado forçar a ação. Agilizou-se pelo comércio, movimentou-se para uma área com menos pessoas. Arma empunhada e respiração acelerada. Agitava as ruas, repelindo pedestres.

Depois do alvoroço do assalto ao banco, o medo estimulava todos a tomar atitudes imediatas. Os passantes entravam nas lojas, corriam para longe, tomavam um táxi, se escondiam nos prédios.

Dessa vez, era Zuwi que estava na situação. Ia se mexer, tentando sair dali o mais rápido possível, percebendo que tinha caído bem no meio de uma perseguição, quando notou que o tumulto partia de um homem armado parecido com Gabriel. Zuwi recuou para trás de um poste, aguardou-o e confirmou ao vê-lo passar. A estranheza logo foi substituída por repulsa e por raiva. Gabriel estava enganando sua mãe. Fazia papel de bom vizinho, todo simpático, mas escondia sua verdadeira face, pensou. Zuwi tinha que saber mais. Então seguiu os movimentos dele. Andou duas quadras furtivamente, na cola até ele se esconder. Depois, encontrou um lugar para observá-lo. O local fedia, era área de descarte do comércio, e havia lixeiras e contêineres de lixo. Mas pelo menos ali ele podia tentar entender por que Gabriel fugia com uma arma. Zuwi estava perto o bastante para ouvir:

— O cara não parece safo — disse ao rádio Gabriel.

— Cuidado, ele está na direção de vocês! — respondeu alguém a ele.

Foi nesse instante que Zuwi sentiu as forças das pernas falharem. Um homem de cabelo roxo vinha em disparada pela esquina. Corria já com o fôlego debilitado. Parecia perdido, incerto do caminho a tomar. Tanto Zuwi quanto Gabriel viram quando ele olhou adiante e avistou o cerco; outros homens vinham ao longe em sentido contrário. Sem pensar muito, vendo que tinha sido atraído para uma cilada, deu uma guinada. Pulou uma mureta baixa da sorveteria e foi para os fundos da loja. De lá pegou a porta de serviço e acabou num beco sem saída.

Zuwi levou um susto quando viu o cara justo onde estava. Na hora, pulou para dentro de uma das grandes lixeiras do lugar. Nem pensou. Só queria se esconder.

Por breves instantes, o fugitivo zanzou pela rua curta, sem escapatória. Examinou as portas de lá. Todas trancadas. Pensou em se livrar da mochila antes que os homens chegassem. Tirou das costas e atirou bem na lixeira em que Zuwi estava. Voltou a tentar uma saída. Em desespero, começou a chutar uma porta. Forçava e golpeava para arrombar quando ouviu passos rápidos. Já estavam perto demais para encontrar outra chance de fuga.

— Acabou! — gritou Gabriel se aproximando e apontando a arma. — Erga as mãos! De joelhos!

O sangue de Zuwi fugiu de sua face ao ouvir aquela voz conhecida. Espiou sem se mostrar, e devagar olhou por entre os sacos da lixeira. Lá estava, não havia dúvidas, era Gabriel, junto de outros que cercavam o sujeito. Não vestiam uniformes. Não pareciam agentes. Até ali Zuwi não sabia muito da vida de Gabriel. Muito menos se era bandido ou policial. E a cena não ajudava. Um grupo de homens armados encurralando um outro. Não dava para saber os papéis. Todos pareciam criminosos. A raiva que o tomava trazia indignação. Na sua cabeça, Gabriel era um mentiroso, tinha fingido ser boa pessoa. Traiu sua mãe com falsidades.

Uma enorme tensão cobriu o beco. Gabriel vinha se aproximando. Calculava os movimentos e estava atento aos do cara. O perseguido ainda olhou ao redor, procurando aonde pudesse fugir. Logo percebeu que estava rendido.

— E-eu não fiz nada — respondeu gaguejando.

— Terá tempo para explicar — disse Félix, agarrando-o.

Gabriel saiu dali sem se dar conta de que teve plateia. Sem imaginar que quem teria de explicar algo era ele.

***

— Certo, meu chapa. A Dra. Helen irá examinar você — anunciou Félix antes de cumprimentá-la e dizer: — O seu brinquedinho, que nos deu para usar na ação, não funcionou. Não mudou em nada a agilidade desse aí.

Largou Ian algemado na cadeira para então se dirigir à porta.

— Primeiro teste. Vou procurar a falha. Quem sabe na próxima? — justificou ela sobre o equipamento.

Dra. Helen aguardou Félix deixá-los a sós e anunciou:

— Se deu mal, Ian. Aposto que não vê a hora de ficar sozinho para poder plixar.

Ao ouvir a assertiva, Ian deu-se conta de que estava realmente encurralado. Agitou-se em vão enquanto Félix o mirava pelo vidro da porta.

— Não adianta tentar escapar pelas vias normais.

Rapidamente Helen pegou do bolso uma chave que abriu uma das gavetas de sua mesa e de lá tirou um bracelete branco aquoso, como um acrílico maleável muito resistente. Era formado de duas partes em "C" que se sobrepunham ao fechar. Nas extremidades havia estranhos pontos luminosos liquefeitos. E no medial, duas chapas metálicas emitiam feixes de sinal eletromagnético muito potente. Depois de programá-lo, Helen mostrou um sorriso faceiro e concluiu:

— E com este brinquedinho que conhece, não poderá plixar de vez. Este aqui — e desativou um pequeno equipamento preso no pescoço para retirá-lo — pode não ter paralisado você, mas sei que o deixou bem aqui, na Index, não foi?

Com grande ceticismo, Ian acompanhou os movimentos da Dra. Helen, que ajustou o aparelho ao tornozelo dele. E, depois de ver o equipamento realizar mimetismo com a pele, questionou:

— Desde quando a polícia usa a algema de plix? — ironizou Ian diante da fatídica situação.

— A polícia? — riu-se Helen. — Eles não usam. Isso é coisa minha. Conheço bem vocês, sei como agem. Alguém tinha que fazer alguma coisa para impedir todas as diversas fugas. Não somos tão organizados quanto vocês, mas ainda existimos. — E, dando tapinhas em Ian, concluiu: — Prontinho. Urdirac espera você.

— Urdirac? Não vou para a prisão normal?

— Não, meu caro. Vai ficar umas horas por aqui até as autoridades da Espia se movimentarem e buscarem você. Gente como você não pode, não, imagina. Seria muito fácil. Usar os conhecimentos sobre Virkadaz para o mal é sentença certa para Urdirac. Então, até nunca mais.

— Conta aí, como me acharam?

— Teve um X9 que falou. Não podia ficar escondido em um plix, não é? A gente ia achar você fácil. Não teve jeito, foi para o muquifo. De qualquer jeito, se deu mal — finalizou Dra. Helen, indo até a porta e chamando Félix.

Félix agradeceu e entregou Ian a outro policial, dizendo:

— Coloque esse aí sozinho. Já tem passagem comprada para fora daqui. Vou entrar em reunião com o chefe, mas me avise se aportarem.

Sem perder tempo, Félix seguiu o corredor até a sala de Gabriel, bateu na porta e nem esperou o convite para entrar.

— Que seja rápido, Félix — disse Gabriel ao vê-lo passar pela porta da sala de investigação.

— Não se preocupe, será. Vou te apresentar uma nova suspeita. — Félix retirou uma foto. — Alexa Molpy. Não é fichada. Também foi mais fácil de identificar. Já emitimos ordem de prisão. Logo a teremos para prestar esclarecimentos e serem confrontados com as testemunhas.

— Com essas cores de cabelo. Um roxo e essa aí, azul.

— Pois é.

— Algo mais?

— Sim, na câmera interna no dia do assalto — afirmou ele para Gabriel, acionando a tela onde um vídeo começou a passar — os técnicos viram algo.

Félix ficou mascando e fazendo ruídos com a boca enquanto apontava para um ponto escuro intermitente que saiu dos assaltantes recém-chegados para o grupo de pessoas que estavam no banco.

— Passe de novo, mais lentamente — ordenou Gabriel, aproximando-se da imagem, tentando ver mais detalhes. — O que é isso? Não é um projétil. Parece... um inseto?! — admirou-se com a conclusão.

— Hum, hum — afirmou Félix.

— E pisca? Um vaga-lume? — estranhou Gabriel.

— Hum, hum.

Vendo que Gabriel o olhava torto, pedindo explicações mais precisas, engoliu forçadamente e respondeu:

— Repare que quando o tal inseto chega nas vítimas, elas caem no transe.

— Mas o que afinal é isso? — indagou-se Gabriel, reflexivo.

— Não sabemos ainda.

— Sigam por aí. Tem coisa. E os outros três?

— Paulo, Mia e Llinky? Nada. Com Paulo não chegamos a nada, sem provas. Os outros estão limpos.

— Então onde está o chefe desse assalto?

13 DÚVIDA ATREVIDA DUVIDA E ENGRAVIDA

Só pode ser universo paralelo mesmo. Essa não pode ser minha vida. De jeito nenhum. Calcule: meu aniversário teve todas as maluquices aceitáveis e inaceitáveis em um único dia; um dos caras mais misteriosos da cidade entrega uns livros de outro mundo — literalmente de outro mundo; eu e meus amigos fomos abduzidos — seria essa palavra para quem é forçadamente levado para dentro de um plix? — ou talvez melhor, plixados para lugares nunca imaginados; minha mãe, viúva, *fica on* do nada e cai nas garras do meu vizinho; pior, o tal vizinho é um cara estranho que corre pela cidade armado. Definitivamente, esta não é a minha vida.

Cadê os dias tediosos de aula? A semana que passava arrastada, e o sábado nunca chegava? E as andadas calmas até o Marghour só para bater papo-furado? E o tempo que tinha minha mãe só para mim? Eu sei que esse tipo de perrengue é algo exclusivamente de quase todo mundo. Comum. Um adulto diria que é normal da idade... desde que não ouvisse sobre Virkadaz.

Se eu acreditasse em horóscopo, seria um péssimo dia, de um péssimo mês, dentro de um péssimo ano, por causa da péssima conjunção de uns planetas, com ascensão em um signo péssimo qualquer. Como não acredito, é um universo paralelo.

Também não sou desses de acreditar em destino. Recuso-me a acreditar que deveria estar onde deveria estar quando deveria estar. Mesmo que a maioria acredite. Também não sou de ser a maioria.

Então só pode ser universo paralelo. Plixei para um desses muitos mundos de Virkadaz onde tudo tem esse aspecto de aberração. Só pode ser.

O que explicaria a última? Eu esbarrar no meu vizinho-quase-namoradrasto-da-minha-mãe armado correndo pelas ruas e encurralando um cara? E ainda o fugitivo jogar a mochila dele no lixo, bem onde eu estava escondido? Eu-estava-no-lixo! No lixo! Não é minha vida normal, em definitivo.

Nem fui para o Marghour. Voltei para casa fedendo. Eu estava podre. Certo que precisaria de uns três banhos para tirar a catinga. E o pior: de noite tinha festa. A mais aguardada do ano. Todo mundo ia brotar lá. Tinha que tirar a uruca, o encarniçamento, o futum. Estava difícil.

Também não tinha ideia do que ia fazer com a inhaca da mochila. Sim, a mochila do cara, eu peguei. Não ia deixar lá. Podia dar algumas pistas sobre Gabriel, a tal situação, quem ele é, coisa e tal. Mas ela fedia igual.

Resolvi dar uma xeretada, sujo mesmo. Fazia mais sentido ir para o banho depois. E outra: a curiosidade cutucava. Rapidinho subi as escadas até meu quarto. Mal cumprimentei minha mãe. Fiquei alguns segundos ruminando o que teria lá dentro. Uma arma, um plano, roupas, dinheiro? Prometi a mim mesmo, antes de abrir, que iria até a polícia entregar a mochila. Mas não sem dar uma olhada dentro primeiro.

Um a um, fui tirando uns troços bem estranhos. Vou ser repetitivo, mas era muito, muito esquisito. Doideira pura! Tudo reagia ao toque, pareciam vivos, mas era só equipamento. Uns robozinhos de formatos muito além da imaginação. Só que não tinham movimentos truncados de robô, pareciam de animais, tipo insetos e polvos, ou como plantas. Não falavam, mas pareciam entender o que eu dizia. Acordavam assim que eu os tocava.

O primeiro acendeu um corpo azulado, movimentou suas cinco perninhas de aço cobertas por pelos metálicos e voltou a adormecer assim que parou no assoalho. Era como uma aranhinha rapidinha de jardim, só que tunada. Meu queixo caiu, claro.

Empolguei total. Tirei outro que atiçou as patas, quatro olhos e soou um barulho xarope, bem curto e agudo. Logo deixei de lado. Sai fora! Parecendo adivinhar que não curti, de imediato parou o zunido. Revirei a mochila e peguei outro. A pequena máquina levantou voo, planou um pouco e pousou de novo na minha mão. Olhei de perto, tinha duas asas em espiral, pareciam dois caracóis vaga-lumes que piscavam alaranjado. Depois de alguns segundos, embasbacado pelo flutuar luminoso, saquei mais um aparelho do fundo da bolsa. Esse pulsava em diversas cores incandescentes em um bulbo central. Tinha tentáculos, pétalas, sei lá, oscilantes. Fantástico. Sério. Algo como um animal marinho das profundezas. As cores, as nuances, a suavidade dos movimentos eram hipnotizantes. Larguei no chão, como que colocando um bichinho delicado. Por último, remexi a mochila e encontrei uma placa quadrada, transparente, um pouco flexível, três lados arredondados e um pontiagudo. Toquei a superfície, investigando o que fazia. Um holograma projetou-se com a mensagem "Bem-vindo ao Plinfo". Plinfo?, pensei. Só pode ter ligação com Virkadaz e seus plix. Tudo que é sobrenatural, estranho e inesperado vem disso.

Na mochila tinham sobrado roupas, um pacote de biscoito e um fone de ouvido. Nada mais. Nada sobre seu dono ou Gabriel. Sem pistas. Deu na mesma.

Esperei um tempo antes de recolher tudo. Fiquei olhando aquelas coisas doidas. Talvez Llinky soubesse o que eram. Mas não poderia chegar contando que tinha achado. Precisava entregar na polícia, só que ao mesmo tempo queria fazer funcionar tudo. Acho que antes, vou mostrar para o pessoal.

Lembrei. Olhei o relógio. Putz! Precisava me arrumar para a festa.

Corri para o chuveiro, caprichei pra valer. Já tinha pensado no que vestir. Só fui falar com minha mãe depois que estava pronto. Fiquei naquela de contar ou não sobre Gabriel. Não me lembrava de a ter visto tão animada há tempos. Estava sorridente. Conversava na sala com Linda, sua amiga. Tagarelavam descontraídas. Seria justo alarmar sem saber direito o que significava aquilo? Não sabia o suficiente para alertá-la.

Assim que ela me viu, ganhei um abraço e uma fungada no pescoço.

— O pai de Fred deve estar chegando para me levar.

— Se cuida — disse minha mãe, seguida das típicas recomendações maternas.

Não tive coragem de falar. Precisava conversar com meus amigos para tomar uma decisão. Confesso que esconder o ocorrido pesou. Mas naquele momento, queria me divertir.

***

— Olha o visual do Fred! E você, hein, Zuwi? — exclamou Lara, brincalhona, ao nos ver chegar.

— Você também está demais — respondeu ele. — Julie, nem se fala.

Lara rodopiou, gabando-se pelo vestido gris. Julie sorriu, envergonhada tanto quanto eu, e ajeitou a franja.

— Vocês estão bem? Muita dor de cabeça? — interessou-se Fred.

— Suportável — descreveu Lara brevemente.

— Lui ainda não chegou? — perguntei.

— Ainda não — disse Julie.

— Tenho novidades que vocês irão surtar. Falo com todos aqui.

A organização da festa arrasou nas luzes e nos efeitos. A quadra do ginásio estava irreconhecível. Tinham preparado diversos espaços, com vários temas e estilo musical. O colégio inteiro estava ali, claro que mais pela diversão do que pelo motivo real: arrecadar fundos para novos livros da biblioteca. O agito contagiou a galera. Mas foi só Lui chegar, arrastei todo mundo para um canto mais tranquilo e contei tudo: Gabriel, a perseguição, a mochila e os aparelhos insanos. Claro, ficaram de cara. Fred quicava, numa dança frenética, aproveitando que ali valia se empolgar. Foi ele que começou a análise da situação:

— Cara, sua vida está zoada. Você se tornou uma monstruosa fonte magnética de atração de esquisitices. O que aconteceu? Você não era assim, cara. Mas eu estou gostando, viu?! Vou pirar! Quero ver. Amanhã quero ver tudo. Deixa comigo, vou descobrir o que são esses troços. Nem precisamos do Llinky.

— E se você fosse à polícia, devolvesse a mochila e contasse o que viu sobre Gabriel? — sugeriu Lui, arrumando seus óculos no rosto.

— Eu estou morrendo de raiva por Gabriel esconder esses segredos, mas e minha mãe? Coitada. Está apaixonada por ele — falei.

— Vai moer o coração dela — concordou Lara.

— Segura a emoção. Já sei! Temos que investigar seu vizinho. Vamos semiplixar e seguir o cara. Será que conseguimos fazer?

— Como semiplixar? — questionou Lara.

— Se liga na diferença. É assim: plixar é aproveitar a intermitência de estar na Index no mesmo instante que se está em outro plix. Os dois ao mesmo tempo, saca? Semiplixar, você some na Index, mas ainda não vai para o plix. Fica aqui. Tipo invisível. Não faz a transmutação completa, sem evolar, entendem? O seu corpo desaparece, mas a mente fica. Moleza.

— Você é doido mesmo — soltou Julie com a maior cara de descrente.

— Fred, você fala de Zuwi, mas você também é um ímã de esquisitices — zoou Lui.

— É real, li no livro que Llinky entregou. Pelo menos diz que é possível nos disparates malucos do universo de Virkadaz — disse Fred. — Pensa: semiplixando, podemos ficar na cola de Gabriel.

— Sei lá. Ainda tenho que pensar no que fazer. Sinto que logo vou desenrolar a trama. Mas vai — cortei a conversa — esquece tudo. Deixa. É hora de animação. Vamos curtir!

Não era justo, afinal, infernizar meus amigos com minhas dúvidas. Estava bancando o chatão. Saquei. Se algo mudou na minha vida depois do piripaque do meu aniversário, é que vi que devo correr mais sozinho para resolver as coisas. Preciso exercitar isso. Sou capaz, tenho algo a mais, senão Llinky não ia me procurar. Sem essa de não botar fé em mim. A verdade é que é fácil falar, outra coisa é conseguir. Mas vamos lá.

— Ei! Podemos também usar o lapso temporal do efeito mosca para seguir Gabriel — ainda disse Fred.

— Quê? Lapso temporal do efeito mosca? Sério? — indignou-se Julie.

— Hum, boa! Pode realmente funcionar — ponderei antes de insistir. — Esquece isso agora.

Aqui entre nós, não foi fácil desligar das ideias. Fora as luzinhas, os mecanismos e a porção de possibilidades daqueles equipamentos da mochila. Dançava com a cabeça voando por aí. Mas a festa estava bem boa. Bombava em diversão. Fui esquecendo. E bem quando só restava o vácuo na minha mente sobre o presente pirado de Virkadaz, dou de cara com a garota do plix do assalto. Desde o tal dia, não a tinha visto pelo colégio. Deu uma vontade de chegar nela e fazer umas perguntas na lata. Duvidava que ela fosse vítima. Não a vi em nenhum noticiário. Só podia estar envolvida com o roubo. Queria saber um pouco mais para pelo menos ter provas. Fred toparia ir lá. Resolvi checar:

— Olha lá, Fred. A garota misteriosa do plix.

— Onde?

— No fundão, perto da parede, lá. De jaqueta prata, cabelo curto.

— É ela? Certeza?

— Total. Eu a vi bem de perto. É ela. Topa ir lá fazer umas perguntas?

— Já sabe a resposta. Bora lá.

Meio dançando, meio caminhando, passamos entre os outros da festa. A galera estava se acabando de dançar. A música estava boa, a vibe nem se fala, só curtição. Havia umas tendas de games, também mesas de jogos e fliperamas das antigas. Circulamos rápido, sem perder o ritmo e o gingado. A garota estava sozinha, animada, na dela, na boa. De olhos fechados, sentindo a música. Nem aí para os outros, nem para a gente que vinha chegando. De repente, foi estranho. Ela entreabriu os olhos e encontrou os meus. Rolou uma energia. Como uma vontade de seguir e de fugir. Uma ânsia de curiosidade e uma repulsa de medo. Parei na hora. Ela também. Segundos suspensos. Ouvidos surdos. Aquela sensação do outro mundo. Algo que gela os dedos e aperta a barriga. Estava nessa até que Fred deu um esbarrão nas minhas costas. Foi o tempo de olhar para ele, retomar o prumo e ver que ela tinha sumido. Evaporou. Ou, como diria agora, evolou. Já era.

14 SUAS MAJESTADES: TEMPESTADE E AMIZADE

Anne estava fria, mais fria que a parede em que estava encostada. Não entendia aquela zoeira na cabeça e o gelo nas pernas. Talvez fosse a forma inesperada de se reencontrar com Zuwi. Ele outra vez. De novo de susto. Sorte que em uma bobeada dele, Anne deslizou entre as pessoas. Sua altura ajudava, era das mais baixas da turma. Depois ficou oculta atrás de um imenso enfeite da festa, controlando a respiração em busca de centro. Não conseguia evolar com o coração acelerado daquele jeito. Que saco, sabia que aquele encontro no plix ia render, pensava. Parecia perseguição, só para perturbar sua confiança. Desde a anomalia se esbarravam. Em que ele está envolvido?, Anne se perguntava.

E ainda as coisas podiam piorar para ela. Mal se recompôs, Anne viu Alexa e Simon conversando não muito distantes. Em diagonal, uns dez metros. Nessas horas, desejava não estar na mesma escola que todos eles. Era uma festa e não conseguia nem curtir. Se não era uma coisa, era outra. E lá estava um novo problema. Anne já os conhecia de impasses antigos. Eram infiltrados da rede de Mr. Khan, ela sabia. Faziam trabalhinhos bobos e vinham crescendo nas ações do grupo. Tinham importância por não levantar suspeitas das autoridades. Mas ela e Llinky mantinham um monitoramento próximo e com bons resultados. Foi num desses acompanhamentos em que conseguiram a anomalia. E ali, ela já tinha certeza: alguma coisa estava rolando.

Eles falavam entre si como que comentando de alguém. Mexiam a cabeça disfarçando o olhar. Rodavam, dançando, sem tirar os olhos desse alguém. Anne escolheu outra posição no esconderijo para tentar ver quem era o foco. Meio que já esperando a resposta, esticou o pescoço para o lado, desobstruindo a visão, e logo viu Zuwi. Claro que era ele. Quem mais seria interessante para Mr. Khan ali?, refletiu Anne. Precisava ir até lá para ouvir o que diziam.

Anne buscou focar na respiração. Desvirtuar da festa que fervia ao redor. Chacoalhou as mãos, descendo a energia. Fechou os olhos e forçou uma escolha.

Parecia mágica. Quando criança era isso mesmo, magia. Na época não conseguia fazer, via seus pais sumirem como assistindo a um show. Depois, com a ajuda de Llinky, aprendeu várias técnicas. Mas eles se desentendiam com frequência. Ambos tinham personalidade forte e falta de paciência. Anne recusava ordens e divergia de opiniões. Entendia o quanto eram importantes os empenhos de vigiar Mr. Khan, já que a Espia Suprema era devagar. Mas por vezes não concordava com as providências tomadas. Como agora. Eles tinham se desentendido um pouco depois de aprender a semiplixar. Paciência, faria do jeito que dava. Ela torcia que desse certo, iria precisar.

Anne permanecia entre encontrar-se na Index e em outro plix. A ausência de matéria era confusa para os novatos, se assemelhava a um sonho. Ainda mais que a mente solta era difícil de dominar. Mas Anne já tinha superado essa fase e sua consciência continuava ativa na festa, pronta para a ação. Sentia a leveza do corpo no momento, seus membros nada pesavam enquanto sua mente focava na ação.

Atravessou a pista em busca de Alexa e Simon, o som alto a protegeria dos alertas do plixômetro. Sem pressa, foi chegando perto. Então, praticamente ao lado deles, pôde ouvir dela:

— ...vão chegar em mim. Tô falando. E daí Mr. Khan vai fazer igual. Fica louco da vida por montarem o quebra-cabeça, por roubarem os holofotes. Mas nem aí para salvar a gente. Eu sou a próxima.

— Calma, Alexa. Vou chegar na Lisa. Fico nela e trago o que descobrir. O cara é o pai dela, vou saber se forem te pegar. Relaxa.

— Eu vou sumir uns tempos. Olho naquele lá também. — Meneou de novo na direção de Zuwi.

— Sussa. Ele é vizinho. Vigio da janela dela. Duas coisas ao mesmo tempo.

— Se não tivesse tão encrencada com a polícia, nunca deixava. Dividir você? Fala sério. Só faz certo, senão Mr. Khan come você vivo. Ele não está nada feliz ultimamente.

— Tô sabendo. Vou lá. Fica longe.

— Vai, solta charme.

Anne quase não ouviu as últimas palavras de Alexa. Rápido tinha que arquitetar um plano. Não podia deixar acontecer. Saltou para o banheiro, reapareceu, pegou um copo de água e partiu a toda na direção de Lisa. Foi ladeando o ambiente, vendo Simon ir na direção dela entre os convidados que dançavam. Anne estava poucos metros na frente dele. Ele e Lisa já se encaravam. O encontro era iminente. Correu ainda mais. Aproveitando o embalo, jogou-se em Lisa. O copo caiu em cheio no vestido dela:

— Sua desastrada! Olha o que fez. Estragou tudo! — irritou-se Lisa profundamente, se referindo mais ao encontro com Simon do que ao seu vestido azul-claro com uma enorme mancha na frente.

— Oh, desculpe! — disse Anne, toda cortês, muito aliviada por conseguir distrair Lisa e evitar Simon. — Venha, vou ajudar você a limpar tudo.

Anne pegou a mão de Lisa e a conduziu com insistência para o banheiro. Logo pegou um chumaço de papel e começou a secar a mancha:

— Ainda bem que é só água. — confortou Anne com um sorriso. — Sou Anne.

— Lisa. Está bom. Quero voltar para a festa logo.

— Não sem antes aceitar um convite para um sorvete de desculpas.

— Ok, a gente combina outro dia.

Diante do vácuo deixado pelo pouco efeito conseguido com a estratégia, Anne olhou-se no espelho um tanto desolada, ajeitou o cabelo e refletiu: vai ser mais difícil do que imaginei.

Não demorou muito, encontrou os dois juntos. Não tinha conseguido evitar. Uma enorme frustração fez a festa acabar para Anne. Não queria mais ficar ali.

***

Em outros tempos, teria procurado Llinky. Mas com a visível admiração dele por Zuwi, Anne andava desmotivada. Não queria ser comparada a ele. Já sua avó nunca concordaria em agir. Era pouca coisa para se preocupar, diria ela. Então, ainda naquela noite, ela tinha decidido se aproximar de Lisa por conta. Queria entender melhor os planos de Mr. Khan e atrapalhar ao máximo. Além, é claro, de proteger Lisa.

Então, na madrugada do próximo dia, sem contar para ninguém, Anne semiplixou novamente. Foi até a casa de Lisa para descobrir mais sobre a garota. Precisava de pontos de afinidade. Algo que a tornasse amigas. Só assim podia estar sempre por perto para controlar a situação.

A insegurança a cercava por todos os lados. Vinha da falta das aulas com Llinky, das evidentes destrezas de Zuwi e por fazer algo escondido de todos. Mesmo assim, Anne bisbilhotou os pertences, leu o diário, descobriu que Lisa era filha de Gabriel Lucfin, grande inspetor policial aposentado. Aposentado, será?, perguntou-se Anne. Lisa tinha perdido a mãe para o câncer há três anos. Talvez esse fato pudesse ser o ponto. Ambas não tinham mãe.

Assim, no dia seguinte, quando a encontrou, rememorou essa ideia, inspirou e seguiu para o alvo antes que o intervalo de aula acabasse:

— Oi, como vai? Lisa, não é? — interpelou Anne, tentando ser o mais simpática possível.

— Oiii! E você...

— Anne, a estabanada. Vim pedir desculpas novamente. Foi mal mesmo.

— Tudo bem. No final das contas deu tudo certo.

— Pois é. Eu vi. Até aliviou minha culpa pelo estrago. Sortuda você, hein?

— Nem fale. Ele é um gato, não é? Mas vamos ver no que vai dar.

— Sua mãe pega no pé? — perguntou Anne, lançando a isca.

— Bem, não de onde ela está — disse Lisa, apontando o céu.

— Puxa, desculpas. Eu de novo me atrapalhando.

— Tudo bem. Você não tinha como saber.

— Mas sei o que sente. Também perdi a minha.

E como Anne tinha planejado, até ouvirem o sinal já tinham confirmado o sorvete de desculpa que agora era de comemoração de amizade.

TOSCA EM BOSCA DE MOSCA

15 TOSCA EMBOSCA DE MOSCA

Contra minha vontade, Fred se ofereceu para almoçar em casa. Não que eu não o quisesse almoçando em casa. É que almoçar em casa era só desculpa para insistir no plano dele. O plano: olhos de mosca.

A ideia era nada de mais: vigiar a casa de Gabriel. Nada de superplano. E isso do jeito mais tosco possível. Tínhamos que ficar deitados no chão da floreira da janela. Nem sentados dava. Tinha que deitar mesmo. Único jeito de ficar escondido na frente da casa, bem perto. Assim dava para conferir quem chegava e quem saía, e ouvir conversas na sala.

Isso de visão de mosca não é bem assim. Não ficamos invisíveis aos outros por causa de uma supervelocidade. Todos nos veem. Normal. A gente vê moscas, não é? A única coisa é que temos a sensação de antecipar ações, sabe? Mas isso também não é assim, parecia que o efeito estava acabando. Aos poucos a sensação de estar tudo lento diminuiu. Eu acho que estamos na verdade nos acostumando a ser moscas em Virkadaz. Afinal, mosca não sabe que vê diferente dos outros. Ela nunca viu pelos olhos dos outros. E com o tempo, para nós, está virando estado natural também.

A gente até tentou aquela parada de semiplixar. Algo de outro mundo mesmo. Vou falar: impossível. Só a descrição de como fazer, que estava no livro que Fred tinha lido, já era um enigma. Truncado, cheio de palavras esquecidas de dicionário, fazia voltas, caía em abismos de sentidos, até perdermos a consciência e o entendimento. Sair de um parágrafo era procurar a saída de um labirinto. Sabe quando você fica indo e vindo na frase, tenta outra interpretação, relê a palavra para descobrir o significado e dá de cara com uma parede de incoerências? Foi isso. Bati o carimbo de *sem chance* na capa do livro.

Então resolvi ceder, vai. As maluquices de Fred sempre acabavam dando em algo. Nem que fosse pura diversão e muitas risadas.

Rápidos como moscas — nessa parte realmente tínhamos vantagem, parecíamos mais rápidos, ou pelo menos sentíamos assim — partimos para a floreira de Gabriel. Deslizamos na terra de lá para dar jeito de os dois ficarem escondidos. Pior é que estava muito desconfortável. Como aguentar sabe-se lá por quanto tempo ali daquele jeito? Bem que ao invés de visão de mosca pudéssemos ter ouvidos de traça. Isso. Não são os morcegos ou os golfinhos os animais que melhor ouvem. São as traças. É científico. Nojento e real. Mas pelo menos não ia precisar a gente pagar esse mico de ficar deitadinhos escondidos debaixo da janela dos outros.

Mas, felizmente, não demorou nada a gente começar a ouvir coisas sinistras:

— O assalto foi um sucesso, eu sei. Mas as investigações também avançaram. É aí que está a questão. Já identificaram mais um? Estou ficando preocupado. Estão com uma ordem de prisão? Ou ainda é confidencial? — disse Gabriel ao telefone, bem na nossa janela. — Então... por isso temos que agir com mais cuidado. Estão na mira. Logo o bicho vai pegar... Me mantenha informado.

Na hora pensei: que envolvimento Gabriel tinha com o assalto? Será que ele faz parte da quadrilha? Fred se remexeu ao meu lado. Fazia milhões de caras sem som. Mexia os lábios alucinado sem poder falar. Hilário. Ele, que gesticulava como um esquilo com overdose de café, estava mais para minhoca com convulsão. Segurava os movimentos amplos das mãos, mas gingava o quadril de exaltação.

A ligação foi curta. Só isso. Ele saiu de casa logo em seguida. Estávamos decididos a partir de lá quando vimos algo que nos barrou. Vinha uma pessoa, que fez a curva, seguiu para a porta de Gabriel e tocou a campainha:

— Oie, Anne! Entre — convidou Lisa. — Vamos subir, tenho que contar para você a última do Simon.

— Show, Lisa, conta, conta. Fala! Estou curiosa.

— Acredita que ele me pediu para contar tudo sobre meu pai só para conhecer melhor os gostos dele? Ele quer agradar meu pai, entende? Vem aqui mais tarde se apresentar. Acredita?

— Não mesmo.

Para tudo. Está aí a prova. Anne, a garota do plix do assalto, é amiga de Lisa, frequenta a casa de Gabriel! Fechou. Está tudo conectado. Ela realmente faz parte do assalto, e Gabriel também. Que horror, Gabriel é pior do que imaginava! Usou a amiga da filha para trabalhos tão sujos. Do que mais é capaz? Será que Lisa também está envolvida? Fred estava alucinando por não poder falar. Era melhor sair dali antes que alguém nos visse, tamanha a agitação dele.

Em casa seria complicado conversar. Minha mãe podia ouvir. E por enquanto, eu não queria falar nada. Então, sem pestanejar, seguimos para o Marghour. No caminho, depois de tirar a terra de meus cabelos claros que estavam quase ruivos de pó, mandei mensagem para Lui, Lara e Julie marcando encontro. E Fred logo começou:

— Anne, Lisa, Gabriel, bandidos? Sua vida está quase um filme. Que tipo de filme? Está mais para suspense. Com bandidos é policial ou aventura?

— Por essa eu não esperava.

— Nem eu. Imagina! Minha nossa! E se a mudança para a casa ao lado da sua, fosse o plano? Ele estava no seu aniversário. Sua mãe era o alvo ou você. Você surtou e ele estava lá. Era um teste. No filme da sua vida, você é cobaia. Credo! Absurdo. Será? Você vira rato no final?

— Que mané rato, Fred. Respira.

— Esse negócio de Virkadaz é sinistro. Em um plix você pode ser rato. Não. Pode ser areia. Queriam transformar as vítimas do assalto em areia naquele plix. Não pode ser.

— O que eu faço agora?

— Tem que consultar um especialista no assunto. Deve existir. Ele vai confirmar. Talvez um Plixólogo ou um Virkadólogo. Quem será que estuda tudo isso? Ele deve saber se podem transformar pessoas em animais ou areia.

— Fred, Fred, segura seus pensamentos doidos. Guarda aí. Eu estou ouvindo tudo. E o pessoal dentro do Marghour também vai.

A gente tinha chegado. Fui até o balcão e pedi uma sala reservada e logo tive uma negativa de Azumi:

— Llinky pediu para levar vocês direto à sala dele se aparecessem. O que vocês andam aprontando, hein? Conta aí.

Fred chegou a inspirar e abrir a boca para falar, mas eu o encarei duro com a cara "segura os pensamentos doidos". Mesmo assim ele largou:

— O resultado da improbabilidade refletida nos espelhos paralelos do universo provavelmente traria a resposta, sacou?

— Fred, ande — ordenei.

O clima era o de sempre lá dentro da sala de Llinky. Escuro, denso, um tanto desconfortável, com um toque de ar estagnado. Era difícil achar conversa. Llinky não era nada bom de socialização. Só perguntou se viriam mais outros e ficou lá sentado na cadeira dele. Felizmente, Fred salvou duplamente:

— Estive pensando, se tem tantas coisas diferentes em Virkadaz, deve existir equipamentos bem malucos também. Tipo um triturador de tempo excedente, um removedor de micos e mancadas, um rebobinador de falas e besteirol ou um paralisador temporal individual, para os casos em que precisamos de uma pausinha, sabe?

— Fred! — censurei. — Ele quer dizer, deve haver algumas tecnologias diferentonas, Llinky. Não tem?

Llinky não respondeu na lata. Ficou parado, um tanto desagradado de ser questionado, outro tanto talvez pensando no que falar. Até imaginei que podia não saber, algo de que duvidei, mas por que não falava? Parecia que fazia mistério. Então soltou:

— Existe um laboratório que desenvolve máquinas fantásticas que aplicam os princípios de Virkadaz. Algumas, podemos usar sem grandes restrições, mas outras, é necessário autorização para adquirir.

— Qual o problema? São perigosas? — perguntei.

— Não necessariamente. Uma cabeça engenhosa pode ser usada para qualquer tipo de trama. Encontrar um plix pode ser algo banal. Mas dependendo do que há nele, pode causar interesses tortos. Existem facções de orbícolas que tramam esquemas ambiciosos de dominação. Equipamentos como o sensorplix só encontram plix escondidos. Isso pode ser bom ou ruim, entendem? Você não pode simplesmente comprar um. A Espia controla quem os tem. Isso vale para outros aparelhos também.

— Legal. Tem um guia de informações sobre cada plix? — questionei.

— Sim, plinfo.

— Tem um para esconder um plix? — indagou Fred.

— E por que você iria querer esconder um plix? — eu resolvi entender a pergunta.

— Para eu ter uma casa de férias bem escondida.

— Sei. Um esconderijo, na real — rebati.

— Tem, sim, quem esconda. Por isso tem um revelador, o Toriie, que inibe um plix camuflado. A Espia o usa para pegar os foragidos — contou Llinky. — E tem um para arrombar, o romblock.

— Tem robôs? Posso ter um robô que faz minha lição de casa ou que tira o lixo?

— Fala sério, Fred. Foca na realidade. Tem gente perigosa por aí. Acha que eles querem fazer robôs para lição de casa? Mas deve ter algum tipo de arma, não é, Llinky? — perguntei, notando que Llinky estava se cansando das perguntas.

— Sim, tem, mas essa não é a nossa aula. As perguntas acabaram.

16 RAPTO RÁPIDO DO MENTECAPTO

— Você vai levar a pior — afirmou Alexa, olhando para o chão enquanto caminhava pela rua a contragosto. — Esse namoro não ajudou em nada.

— Tô sabendo — concordou Simon. — Mas até que descobri umas coisas.

— Mas não é nada da investigação, mané. Não serve.

— A culpa é minha se Lisa não sabe de nada? E tem a Anne mala, ainda, para encher o saco. Pentelha.

— De novo ela?

— Putz, Alexa. Ela fica minando as coisas. A Lisa é uma tonta, qualquer conversa bem contada ela cai. Anne está no bate e assopra. Vai, me elogia, depois detona. Entende?

— Tipo...

— Tipo dizer que sou carinhoso, mas isso de eu perguntar do pai saturou. Cortou de eu perguntar sobre Gabriel.

— Mas você é burro também. Vai indireto. Pelas bordas. E quer dizer que você é carinhoso com a Lisa, é? — perguntou Alexa, finalmente encarando os olhos esverdeados dele.

Simon nem se deu ao trabalho de responder. Continuou em frente sem ao menos devolver o olhar. Alexa controlou a raiva do ciúme e adiantou os passos perdidos na parada. O entardecer já diminuía a quantidade de luz e os postes começavam a acender. Os dois andavam sem pressa. Tinham horário para cumprir, mas não vontade. Numa moleza característica da dupla, se encaminhavam para o plix esconderijo de Mr. Khan. Não que não precisassem se apressar, mas o medo do que podia acontecer repelia a urgência. O desconforto e as cicatrizes da última falha ainda pulsavam na pele.

— E Zuwi?

— Se liga, Alexa. Sei tanto quanto você. O moleque é vizinho, não namoro com ele. Umas vezes até vejo ele passando pela janela. Tem aqueles amigos dele, você sabe. Só.

— Você tá ferrado.

— Tô sabendo — disse Simon antes de parar na frente da parede do beco imundo, entrada do esconderijo.

Apenas uma insignificante claridade vinha de uma lâmpada fraca na parede à frente. Os dois pararam diante dela, e sua luz desenhou a silhueta definida de Simon.

Quase ao mesmo tempo, eles fecharam o pulso com ímpeto, fixaram o olhar na luz e murmuraram algo inaudível. Após alguns segundos, como se não existisse uma parede de tijolos, penetraram a passos largos no prédio.

Nem houve tempo para amaciar o desconforto do atraso. A impaciência de Mr. Khan era sentida no olhar dos demais que aguardavam. E mal eles entraram na sala, Simon foi açoitado por Mr. Khan:

— Limite-se ao relatório. Não divague.

— Meu namoro com Lisa tá de boa. Gabriel fica fora o dia todo. Almoça em casa. Curte jazz e toma café colombiano.

— Não isso. Sobre as investigações. Fale o que sabe. O que descobriu?

— A única coisa que sei é que Gabriel desvendou mais alguma coisa.

— O que exatamente?

— Isso eu não sei. Mas tem a ver com o vídeo da câmera de segurança.

— É isso? Só?

— Sim, mas tem sido difícil. Aquela praga da Anne...

— Anne?

— Tá lá, todo dia. No pé. Armou para se aproximar de Lisa só para me atrapalhar. Barra tudo.

— Então Mia e Llinky também devem ser foco da investigação. Anne está espionando.

— Mas já saquei, olha só. Anne ficou amiga de verdade de Lisa, não é fingimento. Tem sentimento.

— É isso? Temos algo mais? E o paradeiro da anomalia, Alexa?

— É, bem... Conversei com uns caras, gente amiga de gente da Espia, iam ver. Logo. Iam perguntar lá. Saber se está em Urdirac mesmo. Mas acho que sim. Deve estar lá.

— Você acha? Como darei prosseguimento sem a anomalia? E com a polícia mais perto? Quantos perderei antes de completar meus planos? Não gosto de perder. Muito menos de surpresas — urrou Mr. Khan, explodindo de raiva.

— Nem tudo está perdido. A interferência de Anne pode ser útil... Podemos usar a nosso favor — anunciou cautelosamente Victor, com uma voz baixa, mas ainda segura.

— Conte — disse Mr. Khan, controlando a respiração ainda alterada.

— Já que Anne é amiguinha de Lisa, vamos direto aos nossos objetivos: barrar a investigação de Gabriel e pegar a anomalia. Com certeza Anne deve saber onde está a anomalia. Se não sabe, será fácil para ela descobrir. E com uma ação dirigida, sequestramos Lisa e podemos ter tudo o que queremos de uma só vez.

— Sei aonde quer chegar. O arranjo pode funcionar — animou-se Mr. Khan diante da ideia. — Vamos acertar os detalhes já. Quero esse novo plano em prática imediatamente.

***

Passos rápidos atravessaram a rua deserta e calorenta. Lisa ouviu o estalar das folhas secas que rolavam na sarjeta. A aproximação era iminente. O rosto dela mal havia girado na direção da movimentação e se deu conta do quarteto que agilmente a cercava. Encapuzados, estavam organizados de forma que a ação fosse o mais breve possível. Não houve tempo para reação. Uma mão barrou o grito que tentou sair, enquanto outras duas colocavam um saco de estopa na cabeça dela. Cambaleante e desnorteada, Lisa nem reagiu ao Ilusoplix que pairou pouco acima da sua fronte, rodopiando levemente, infiltrou algo e a levou para um plix ilusório, uma prisão. De imediato, seu corpo cedeu sem problemas aos outros dois bandidos que a agarraram pelos braços rumo ao veículo do outro lado da rua.

O asfalto estava quente e soltava um cheiro de borracha aquecida, distorcendo as imagens no horizonte. Os sequestradores entraram no carro e os pneus gritaram pedindo passagem. Enquanto um acelerava, outro fazia a ligação:

— Sequestramos Lisa, ela está com a gente. Queremos você fora da investigação do assalto. Volte a ser o Gabriel aposentado e colabore para o arquivamento do caso. Só assim verá sua filha novamente.

E, sem dar tempo para um embate, o monólogo aterrorizante metralhou frases imperativas:

— Queremos que a investigação esfrie, entendeu? Nada de policiais procurando a gente nem pelo assalto, nem pelo sequestro de sua filha. Nada de prisões. Nada de joguinhos. Nada de tiras. Ela ficará bem se você se comportar como queremos. Ficou claro? A gente se fala.

17 PERTURBAÇÕES E IMPLICAÇÕES

Era tanta novidade! Llinky não tinha ideia da empolgação que eu escondia. Depois de ouvir sobre os equipamentos, queria sair correndo para testar todos. Mas a aula não tinha nem começado. Muita coisa ainda ia acontecer. Não foram muitos, mas os minutos até o resto do pessoal chegar pareceram séculos. Arrastados, silenciosos e tediosos. Fiquei pensando na quantidade de coisas incríveis e no que eu tinha na minha casa, lá na mochila.

Até Llinky estava impaciente. Mal eles chegaram, ele agilizou a atividade. Explicou o acesso, a chave e o que encontraríamos no plix. Sem demora, me encontrei lá. Plixei.

As cores não eram apenas fortes, eram gritantes de tão vibrantes. Intensos vermelhos-sangue, amarelos fosforescentes, azuis-céu, verdes vivos, roxos intensos. Os objetos, plantas e texturas pareciam peças plásticas de brinquedos, até reluziam. Ainda mais pelas proporções, que no momento em que plixei eram gigantescas.

Pequenino como uma formiga das mais miúdas, andei entre as imensas lajotas coloridas que forravam a praça desse mirabolante plix. Era um pátio monstruoso, com plantas fantásticas e arquitetura muito massa. Para variar, estava sozinho. Não era legal. Torcia para que alguém conseguisse ver tudo aquilo também.

Estava explorando os arredores quando vi Fred aparecer. Vibrei muito, fiz a dancinha da alegria. E, logo em seguida, Lara. Ela ficou de cara com o imenso colorido. Dancinha de novo.

— Vem, pessoal! Vamos até o gramado roxo — gritou ela a metros de distância da gente. Animada, gesticulava para que a gente se apressasse.

Olhei para o lado e vi uma imagem enfraquecida de Lui. Demorou para finalizar a transição. Corri para ele pensando em Julie; de novo ela não conseguiu. Dei um cutucão no braço dele e saí em disparada para o gramado roxo. Ele olhou adiante e viu um lago colossal, que na verdade era apenas a fonte de onde a gente estava. Só que parecia um oceano perto do nosso tamanho minúsculo. Tudo era tremendamente grande. Até as borboletas, idênticas às da Index, só que de um tamanho surreal, passeavam levemente.

Por mais que estivesse no máximo dos meus pulmões, e usando todas as minhas forças, vou contar, estava difícil, não rendia a corrida. Era muito longe. Logo parei. Não dava. Levaria dias. Haja disposição! Ok, vamos lá. Queria muito tocar as folhas gigantes do gramado.

Mas antes que eu pudesse ordenar minhas pernas a se mexer, uma dor de louco percorreu meus músculos e me derrubou de vez. Tudo girou, a cabeça de novo com aquelas pontadas malditas. Então, do nada, comecei a inchar desproporcionalmente. Meus membros se deformaram. Ficaram horríveis. Dedinhos minúsculos estavam grudados numa palma tão imensa que o peso me fez cair de boca no chão. Senti o cheiro do solo grudado no meu nariz. Olhei em volta. Todos estavam num pedido silencioso por socorro, surtando pelas novas formas, caídos no piso com pés ou orelhas fora de proporção. Não tinha o que fazer. O jeito era esperar que tudo acabasse e alguém nos salvasse. Fechei os olhos.

De repente tudo acabou. Da mesma forma que veio, foi. Nossos corpos voltaram ao normal. Normal, que digo, é na proporção, e não no tamanho. Na real, eu estava mastodôntico. Sério. Rodei o pescoço procurando Lara, Fred e Lui. Nada difícil. Eles também estavam gigantes.

A espantosa praça, de distâncias impossíveis, agora estava minguada próximo do meu dedão. Árvores, montanhas, plantas eram todos pequeninos ou microscópicos. Encarei os amigos e rodopiei, tentando não estragar a vegetação. Desviei, escolhendo onde pisar. Decidi ficar parado, nem me mexer, só curtir a paisagem maluca. Ali até o horizonte era diferente, no céu tinha o sol e outras várias luas coloridas que se moviam com agilidade.

Não demorou muito e a gente ouviu uma voz grossa, que ecoava por tudo. Vibrava pelos vales em um tinido etéreo. Tipo um deus. Se não estivesse em treinamento, pensaria isso mesmo. Mas já estava me acostumando. Nas aulas era assim. Sabia que isso significava que Llinky estava plixando ali para fazer mais uma instrução:

— O irreal pode ser mais real do que a realidade. Isso que veem, sentem e presenciam faz parte do complexo da Index. É mais um paralelo desconhecido por grande parte da humanidade — expôs lentamente Llinky, apontando para além do que a gente podia enxergar. Então, levantando o indicador para o alto, alertou: — Mantenham estado de atenção. Logo uma nova conjectura de astros, como em uma maré, irá mudar as proporções de seus corpos. É assim que funciona o desarranjo das variantes neste plix: oferece uma alternativa distinta em relação à Index. Preparem-se!

E quase que instantaneamente, a altura do grupo diminuiu, na proporção inversa da dolorosa cólica que surgiu. Caraca, como doeu! Minha barriga esticou lateralmente, parecendo que ia rasgar. As duas ações ao mesmo tempo, de encolher na altura e alongar na largura, me fizeram curvar de dor. Até que depois de alguns minutos todos nós tínhamos a altura normal, mas éramos muito mais gordos.

— Me sinto como no palácio dos espelhos do parque de diversões — declarou Fred, eufórico. — Estou gordo e atarracado.

— Nunca se contentem com as respostas prontas que recebemos e repetimos. O conformismo nos faz estagnar. Acabamos criando sempre a mesma realidade. Aprisionamo-nos em um ciclo vicioso do consciente coletivo — interrompeu Llinky, desconfortável com a sensação de sua anatomia. Depois de inspirar profundamente, prosseguiu: — É isso que faz você olhar sua imagem deformada pelo espelho e concluir que ela não pode ser real. Mas, verdadeiramente, observar esse aspecto pode lhe oferecer o acesso a novos mundos.

— Então foi assim que encontrou a chave deste plix? — interessou-se Lara.

— Não exatamente. Em outro momento conto o ocorrido.

— Acho que compreendi este lugar — vibrou Lui com sua descoberta. — Ele altera as variáveis de proporção, como peso, altura e largura de quem o visita. Massa!

— Ótimo. Como lição, devem lembrar que o que vemos na Index é apenas a ponta de um gigantesco iceberg. O que a grande maioria das pessoas vê é incompleto, uma parte. Até por isso, para aproveitarem o que cada plix tem a oferecer, devem abandonar as ideias e os conceitos que temos sobre a Index. Expandam suas mentes.

— E por que a Julie ainda não consegue plixar? — questionei.

— Ela apenas não acredita que podemos ter essas diversas alternativas. Ou pelo menos, existem travas lógicas que a ancoram na Index — ponderou Llinky para a gente antes de ordenar: — Agora vamos. Antes que soframos nova alteração física.

E lá fomos nós, todos juntos na sucção acionada por Llinky. Já estava me acostumando. Sabia o que esperar. Eu saquei, tenho muito medo do desconhecido. Depois que encaro e enfrento, vejo que não é nada de mais. Acho que isso é normal. Mas preciso parar de deixar o medo me travar. Tenho que acreditar em mim e seguir. Imagina quanta coisa tem aí para eu descobrir? Ponta do iceberg, afinal. Nada de âncoras segurando a exploração.

Pois é. Acho que eu tinha que falar isso para Julie. Como sempre, quando a gente retornava, encontrava uma Julie estática, que nem tinha percebido que ficou sozinha enquanto todos estavam no plix. Para ela sempre era uma surpresa ouvir todos relatando a aventura. Quem ficava apenas notava uma pequena apatia na cara dos plixados.

— Surreal! — exclamou Fred. — Já pensou chegar nesse plix com as baratas maiores que um avião? A Lara ia surtar! Hahahaha.

— Vocês já foram e voltaram? — inquietou-se Julie, inconformada ao constatar a situação. E com amargura na voz continuou: — De novo. Llinky, eu não consegui. Por quê? O que eu faço de errado?

Llinky definitivamente não era a pessoa ideal para confortar alguém. Aparentando indiferença, dirigiu-se para sua mesa. Eu já o tinha entendido, ele não lamentava fracassos. Por isso era rigoroso:

— Julie, você deve se esforçar mais para abstrair, desapegar do que acredita ser real. Aos poucos seus olhos verão outra realidade. Esses conhecimentos que adquirem agora só mostram o que devem procurar, mas quem as deve encontrar são vocês. Tem muito por vir.

Rodou nos calcanhares, foi até a cadeira onde eu estava, deu um tapinha no meu ombro e continuou com uma voz mais grave que o normal:

— Ainda chegará um momento em que terá de acreditar muito mais nas possibilidades e alternativas existentes na Virkadaz, ir além do que seus olhos veem. Guarde isso.

— Quando vamos evolar? — questionou Lui.

— É muito cedo. Quando o orbícola deixa a Index por inteiro, mente e corpo usam mais energia do que plixar, já que têm que sublimar as moléculas. Vocês ainda precisam praticar mais plixar, e só depois podem tentar isso. Talvez Zuwi já possa iniciar alguns exercícios para em breve aventurar-se. Outro momento. Agora é hora de scrats.

— Scrats? O que é isso? — questionou Lui, remexendo-se na cadeira, demonstrando interesse.

— São ecos, perturbações que podem ser percebidas por todos ou algum dos sentidos — respondeu prontamente Julie, fazendo com que a gente olhasse de imediato, abismados por ela já saber. Percebendo a admiração do grupo, completou: — Tenho seguido os conselhos de Llinky. Estou me dedicando aos estudos, ué!

— Ainda não entendi — declarou Lara.

— É envio de matéria ou sensação por Virkadaz. Utilizando a mesma técnica de plixar, pode-se "enviar" — Llinky gesticulou as aspas — algo para outro lugar na Index.

— Sério? Posso plixar outra pessoa sem ela querer? — deduziu Fred, animado. — Posso mandar as baratas gigantes para a casa da Lara?

— Isso não são scrats. Scrats são só para a matéria, seres inanimados ou algo abstrato — completou Llinky antes de prosseguir. — São transmutações da Index somente para outro lugar na Index. Podem ser objetos, sons, imagens, cheiros...

Em uma palavra: assombro. Dá para acreditar?

— Gente! Taí a explicação. Lembram daquela anotação que vocês até hoje não acreditam que eu tenha feito? A do dia do meu aniversário? É isso! — exclamei para os amigos, quase declarando "eureca!".

— Caraca, é mesmo! — admirou-se Fred. — O bloco da verdade existe. Ou existiu. Ou viajou pela Index. Ou está perdido. Ou fragmentado pela retração das moléculas durante...

— Aquilo não era um scrat — interrompeu Llinky enquanto os outros ainda se esforçavam para entender a hipótese. — Foi bem diferente, veio de outro plix para a Index. Aquilo foi uma anomalia.

Oie? Como é que é? O Llinky sabe? Então ele sempre soube da minha anotação? Nem eu mesmo tinha certeza e ele sabia? Como pode?

— Anomalia? Como assim? — questionou Lara antes de dar tempo para eu absorver minhas dúvidas.

— A anomalia tem características extraordinárias. Até por isso exige imenso grau de habilidade para ser executada. A grande diferença delas para os scrats é que elas transitam entre plix, não só na Index. Algumas anomalias são raras, e outras são de amplo interesse geral, pela possibilidade de trazerem consigo chaves de plixs ainda não acessados ou de acesso restrito. — Llinky finalmente transpareceu ficar incomodado pelo assunto, e então, depois de uma pausa, foi dizendo: — Agora deixem isso. Não é hora. É muita coisa para entenderem em um dia. Vamos voltar aos scrats — determinou Llinky, me deixando embasbacado.

— Agora pensei uma coisa aqui — disse Fred, mexendo os dedos do jeito que anunciava um devaneio. — Me tira uma dúvida, Llinky: para onde vão as coisas que somem? Tipo, um lápis ou uma meia?

— Para o plix dos perdidos — respondeu Llinky.

— Sabia! Eu sabia, minha teoria estava certa! Sempre pensei que existisse um lugar assim, onde ficavam todas as coisas perdidas, principalmente minhas meias.

Eu só pensei: alguma coisa me diz que não foi para lá a minha anotação do dia do meu aniversário.

18 UMA BALELA POR CAUTELA

— E agora? O que eu faço? — perguntou-se Anne em voz alta após ler o inesperado e surpreendente conteúdo do scrat que tinha acabado de receber. Estava confusa, pensava que não devia concordar com o pedido feito. Mas, ao mesmo tempo, Lisa estava em perigo.

Novamente, Anne segurou a carta que plixara em seu quarto e voltou a pronunciar as frases contidas nela. O texto, em forma de uma trova fraca, escancarava o sarcasmo do solicitado. Não estava assinada, e nem precisava. Obviamente era de Mr. Khan, que a convidava para ser sua cúmplice na ação. Ainda desacreditando, sussurrou as estrofes:

Oh, minha espevitada queridinha,

Não muito te falo em outros cenários.

Para lhe pedir envio a cartinha.

Quero muito algo de que sei que são depositários.

Que tal fazermos um acordo sem desconfiança na entrelinha?

Não pode haver alardes ou documentários,

Mas se me entregar a anomalia sozinha,

Sem informar ou levar qualquer meu adversário,

Receberá sem problemas a sua amiguinha

Que neste momento está presa em meu carcerário.

Ela ficará a salvo se não inventar nenhuma gracinha.

Não quero parecer um cara autoritário,

Mas traga o que eu peço e seja boazinha.

Acredito que não me quer ver bancando o ordinário.

Venha hoje às 5 até a Rua da Sardinha.

E entregue o pedido ao meu comissário.

Ao finalizar, Anne andava de um lado para o outro do quarto, e concluiu: Mr. Khan sequestrou Lisa e quer a anomalia como resgate. Esfregou as mãos e foi até a janela à procura de ar e de uma solução. A única alternativa era entregar o que pedia. Anne estava decidida a fazer tudo sozinha, sem contar para ninguém.

Sabia que a anomalia estava guardada no plix de segurança máxima — Urdirac — onde Mr. Khan obviamente não tinha acesso. No entanto, ela poderia entrar, fingindo ser um pedido de Llinky ou de Mia. Mr. Khan tinha conhecimento disso. Ainda assim, seria arriscado retirar a anomalia de lá, poderia ser descoberta.

Mesmo atordoada, a preocupação com Lisa a fez começar um plano. No fundo sentia-se culpada por Lisa estar em sérios apuros. Tinha que dar um jeito. Só devia deixar de alguma forma avisado. Se algo desse errado, se precisasse de ajuda, com algumas pistas podiam encontrá-la.

O problema era como, de que maneira informar os outros e ainda fazer o que ele pedia. Dobrar Mr. Khan não seria fácil. O seu pessoal podia perceber, achar que era uma cilada e prender Lisa em um plix para sempre. Estava claro, não podia envolver ninguém. Mandar um scrat ou uma mensagem seria detectável. Na verdade, ela sabia que todos os movimentos seriam monitorados. Podia até deixar um bilhete para sua avó, mas ela chegaria muito tarde naquele dia. Precisava avisar Llinky, mas não dava para ir até ele. Então teve uma ideia.

Anne correu a casa vasculhando os cantos, chamando seu gato. O bichano estava ao sol, no jardim, e de lá foi para a caixinha de viagem. Ela fez um bilhete e prendeu na coleira dele por dentro. Saiu pela porta de casa, pegou a bicicleta, prendeu a caixinha com o elástico e partiu. Mal tinha pedalado, escutou rodinhas de skate. Olhou sobre o ombro e viu Simon, cabelos ao vento e um sorriso irônico. Indignada com a presença, deu uma guinada no pedal.

Não demorou muito, Simon emparelhou a bicicleta com a cara amarrada, estranhou o carregamento que ela levava e cutucou:

— Qualé? Pode ir parando. Sem brincadeirinhas, Anne. E essa caixa aí? Pensei que fosse seguir à risca o combinado!

— Tranquilo, eu vou. Só tenho que fazer uma coisinha antes. Rapidinho. Não vou cansar você — satirizou Anne, sabendo que Simon a seguiria. Forçou mais os pedais para ganhar velocidade e disse: — Só vou ao pet shop.

Anne zanzava entre as quadras, e logo encostaram em uma casa azul-clara. Sem perder tempo, Anne cumprimentou e ordenou:

— Vim deixar o Blue só para cortar as unhas. Dá pra ser até o final da tarde? — disse Anne, colocando a caixa com o gato sobre o balcão de atendimento.

— Beleza — confirmou a atendente enquanto preenchia a ficha do bichano com o serviço solicitado. — Você vem pegar?

— Não vou poder. Tenho um compromisso inadiável. Será que pode deixar o Blue lá no Marghour? É que minha avó não estará em casa.

— Para o Llinky. Ok.

Largando a atendente só com uma breve despedida, Anne montou na bicicleta e ouviu Simon falar:

— Pensei que fosse aprontar. Achei que ia deixar um bilhetinho, falar demais, coisa do tipo. E agora?

— O parque será mais tranquilo para o que querem.

Anne calculou que lá seria um local neutro e calmo para dar andamento à difícil tarefa de roubar a anomalia. Percorreram as alamedas à procura de um espaço mais privativo. Olhou por cima da cerca viva que circundava o labirinto de plantas e avistou um banco de pedra. Não havia ninguém à vista.

Seu coração estava em descompasso com a calmaria do parque. Sua mente agitava-se para repassar as palavras que diria aos guardiões do plix. Lisa dependia do sucesso de suas mentiras. Anne olhou para Simon, que tinha sentado ao seu lado, e respirou fundo:

— Pronto. Vamos começar. Farei o que quer, pegarei a anomalia. Mas você não pode me seguir. Eles nunca te deixariam entrar em Urdirac. Vou até lá, pego a anomalia e volto para cá o mais rápido que puder.

— Nada de evolar! Corpo aqui e mente lá. Pode plixar, eu ficarei esperando. Cuido de você, pode deixar — riu-se Simon.

Anne fungou insatisfeita, porém já imaginava essa condição, e fez disso parte do plano. Até porque a presença dele seria importante para concluir o roubo. Tirando o pigarro do desconforto, Anne disse:

— Combinado. Mas preciso de sua ajuda. Não conseguirei tirar a anomalia de lá se você não me der uma mão.

— Como é? Surtou, né? Quer que eu participe do roubo? — sobressaltou-se Simon com a ousadia do pedido. — Não vai dar! Por que acha que o Mr. Khan está pedindo pra você? Não posso ir a Urdirac.

— Não quero que venha comigo. Apenas preciso que tente um acesso a Urdirac para fazer soar o alarme. Simples. Depois de um minuto-tempo da Index que eu estiver lá, você plixa e volta. Pode ser? — Anne mexeu-se no banco com receio de que Simon não aceitasse a solicitação. — Terá que confiar em mim. Senão, nada de anomalia. Eles não farão nada com você. É só para distraí-los.

Claro que Simon não concordava com a proposta. Mas com certeza seria pior se Mr. Khan soubesse que Anne fracassou por causa dele. Talvez os fins justificassem os meios. Remoeu a desconfiança e concordou.

Minutos intermináveis passaram enquanto ela se esforçava para criar a afinidade com o plix. Estava nervosa, o que complicava a transmutação. Logo os flashes começaram. Em um piscar de olhos ela percebeu o branco intenso e o frio de Urdirac.

Havia muita neve, e o vento doía os ossos. Uma imensa redoma invisível vedava a entrada. Lá dentro, tudo era transparente. Paredes, portas, móveis, objetos: feitos como que de vidro. Viam-se ao longe algumas poucas dezenas de pessoas que transitavam entre as salas cristalinas e os confinados em suas celas. Cada qual com a cor do casaco adequado à sua condição: vermelho-prisioneiros, laranja-visitantes, roxo-guardiões e amarelo-trabalhadores.

No plix de segurança máxima havia uma ala especial, onde ficavam os infratores mais perigosos que infringiram as leis da Virkadaz. Por serem muito espertos e aptos em transmutações avançadas, eram cobertos por diversos equipamentos de alta tecnologia para garantir que não escapassem. Em outra parte do local, oposta ao dos prisioneiros, estavam o cofre e o laboratório de conhecimento de Virkadaz. Era lá que Anne tinha que entrar.

Na verdade, entrar não seria tão complicado, já que ela esteve outras vezes com Llinky e a Mia participando de experimentos. E também no dia em que veio entregar a anomalia aos cofres. O grande problema era conseguir sair de lá com a anomalia.

Assim que Anne pôs seus pés no gélido solo de Urdirac, um rosto sério e de poucos amigos plixou ao lado dela. Sem fazer perguntas, o agasalhado rapaz meteu uma algema de plix no pulso dela e a levou até os portões principais marchando na neve fofa.

— Encontrei a garota no setor zep7 — disse o primeiro guardião ao seu superior.

— Senhorita... — dirigiu-lhe a palavra o comandante da supervisão.

— Anne Verzeni.

— O que a traz aqui?

Anne fez um grande esforço para repetir somente o que havia ensaiado. Qualquer palavra errada poderia denunciar sua farsa ou deixá-los em alerta:

— Os visionários Llinky e Mia me pediram para vir até aqui e aprofundar meus estudos quanto a Virkadaz. Eles são meus instrutores. Como tenho méritos adquiridos ao ter recuperado uma importante anomalia, solicito a liberação de minha entrada aos laboratórios de conhecimento — Anne sentiu uma grande palpitação, mas teve que suavizar a necessidade de inspiração profunda para não se entregar. Então, amenizou a expressão nervosa, viu a condensação de sua respiração se dissipar e avançou: — e, se possível, acessar o cofre.

Anne notou claramente que todos a encararam, interessados no atrevimento. Sem dar tempo para respostas, completou:

— Mas somente ao cofre da anomalia que trouxe a vocês. Pretendo analisar o contexto, as trocas energéticas e a alternância de plix que culminaram na anomalia.

Os guardiões não falaram nada. Apenas a deixaram, vigiada por um deles, e se reuniram em uma sala transparente adjacente à entrada. De longe, Anne observava o trio de agasalhos roxos. Consultavam sua ficha, analisavam a de Llinky e Mia, e ponderavam entre si os pedidos. Após um curto período de tempo, retornaram ainda mais sisudos.

— Senhorita, conferimos os dados e os confrontamos com sua solicitação — informou o mais alto do grupo. — Quanto à questão de liberação para a área do laboratório de conhecimentos, nós a consideramos aceita.

Anne, que arqueava de frio até então, recebeu um jaquetão alaranjado depois da declaração. E em seguida suas algemas foram retiradas.

— No entanto, seu pedido para acesso ao cofre é muito incomum. Deve ser de seu conhecimento que raramente concedemos autorizações para indivíduos fora do grupo da esquadra principal de Virkadaz. Bem sabe os motivos para tal atitude.

Os olhos de Anne tentavam esconder a tragédia que já imaginava no íntimo. Talvez houvesse outras formas de invadir o cofre, mesmo imaginando ser impossível. Mas precisava tentar. Pelo menos já estava próximo dele. Não chegaria até ali para desistir nessa altura. Ela estava pensativa quando o guardião seguiu o discurso:

— Ponderamos o fato de ter sido você mesma que trouxe a tal anomalia em segurança para cá, e o fato de ter-se arriscado, diante da pouca experiência. Isso nos deu embasamento para a nossa decisão. Indubitavelmente tens mérito neste ponto. E finalmente, quanto à solicitação de acessar o cofre da anomalia em questão, nós a consideramos... aceita.

Anne ficou entre saltitar de alegria, soltar um suspiro de alívio ou lamentar o fato de que seu plano daria certo. E, consequentemente, o do Mr. Khan também.

Escoltada por dois guardas, Anne percorreu o labirinto de corredores de material translúcido altamente resistente. Conseguia ver diversos casacos vermelhos dos prisioneiros que pontilhavam o espaço em direção à outra ala. Vendo-os diminutos através das diversas paredes transparentes, pensava se algum dia lá estaria Mr. Khan, há tanto tempo procurado e perseguido.

Sua culpa começava a aumentar de tamanho e lutava com a decisão de salvar Lisa. Parecia loucura pôr em risco a Index em troca de sua soltura. Ao mesmo tempo, via-se responsável por ela. Todo o tempo juntas, protegendo-a de Simon, criou uma ligação. Lisa era fútil, mas era gente boa, como o pai.

Apesar da divergência de sentimentos e pensamentos, Anne tinha avançado muito e não estava mais em situação de recuar. Lá na Index, Simon a vigiava. E ninguém sabia onde e o que ela estava fazendo, até o momento. Muito menos os riscos que Lisa estava correndo. Só restava prosseguir. O devaneio foi interrompido pela voz grave do guarda:

— Apesar de a concessão ao laboratório ser livre, por medida de segurança ao cofre, você terá apenas cinco minutos com anomalia. Não será permitido entrar com objetos, câmeras ou equipamentos na sala restrita. Você será revistada e um guarda permanecerá na entrada.

— Não poderei levar nem papel e caneta para anotação? — preocupou-se Anne diante da inesperada censura.

Um guarda trocou olhares com o outro e um deles esboçou uma feição de dúvida. Ergueu os ombros para perguntar a opinião, e em resposta viu um leve movimento de cabeça num positivo inseguro. Anne agradeceu, aliviada.

Na sala em que entraram tinha apenas uma mesa, quatro cadeiras e uma poltrona. Todas transparentes. Pediram para que Anne sentasse e aguardasse. Uma senhora com roupa amarelo-trabalhador passou no corredor ao lado do local empurrando um carrinho de limpeza. Anne sentiu-se observada por ela — não havia muitos visitantes na rotina de Urdirac.

Após um breve momento, uma moça com casaco roxo-guardião entrou na sala portando uma caixinha azul. Era estranho ver um objeto de outra cor em meio a tantos incolores. De lá, Anne tirou um pedaço de papel dobrado e amassado, arrancado de um bloco, com algumas palavras anotadas: a anomalia de Zuwi.

— Você tem apenas cinco minutos — orientou a moça, entregando a Anne uma folha de papel em branco e uma caneta nova, para que ela pudesse anotar suas considerações. Em seguida postou-se do lado de fora da sala, perto da porta. Obviamente, a sentinela via todos os movimentos que Anne fazia.

No momento em que foi deixada sozinha, Anne começou a observar. Parecia tão insignificante aquele pedaço de papel amassado, mas continha algo que fazia brilhar os olhos do perigoso Mr. Khan. O que ele queria com isto, qual seria o plano?, se perguntou.

Durante alguns minutos, Anne realmente analisou a anomalia. Não teve essa oportunidade, já que logo a entregou em Urdirac.

Forçando-se a perceber suas energias, claramente vibrava diferente. Era parte integrante de outro plix, tinha rompido diversas camadas para chegar a Index. Como Zuwi conseguiu fazer isso? E ainda de primeira?, indagava-se, enquanto tinha a anomalia em mãos. Parecia inacreditável o feito. Anne pegou o papel e o girou para ver o verso. A impressão da força da escrita não era tão intensa, mas Zuwi havia conseguido escrever em um plix e o resultado aparecer na Index. Para qual plix será que ela leva?, tentou imaginar Anne. Então seus pensamentos foram interrompidos:

— Você tem somente mais um minuto.

— Um minuto? — desesperou-se.

Imediatamente Anne pegou a caneta e começou a escrever diversas palavras ao acaso. Inquietou-se ao notar que Simon ainda não tinha feito as sirenes soarem. Alguma coisa tinha acontecido. Talvez tivesse desistido de ajudar, pensava ela. Diante de toda a dificuldade de entrar, até se esqueceu de um possível desencontro. A essa altura Anne já não conseguia esconder seu nervosismo. A vigia não tirava os olhos dela, sem brechas para qualquer movimento suspeito. Anne manejava o papel de uma mão para outra e fingia anotar algo. Os segundos passavam. Nada de anormal acontecia. A moça de roxo na porta, outros tantos casacos da mesma cor circulando, alguns poucos amarelos, os raros alaranjados. O vazio das salas transparentes, a imensidão da neve branca lá fora.

— Simon, cadê você? — sussurrou.

A sentinela da porta olhou mais uma vez no seu relógio. Inspirou e moveu a mão para abrir a maçaneta transparente.

— Pronto, garota, seu tempo acabou — declarou ao entrar. Logo pegou a anomalia das mãos de Anne e a colocou na caixa que estava ainda sobre a mesa.

— Nossa! Como passou rápido! — tentou desconversar Anne. — Nem vi. Será que não teria como...

Enfim, a sirene. No mesmo instante a tal moça se embananou. Ficou na dúvida do que faria. Pelo seu treinamento, tinha que correr para os portões. Mas ao mesmo tempo precisava recolher a anomalia, fechar e travar a caixa. Por breves segundos, ela deu as costas a Anne e foi à porta para olhar para o corredor, como se precisasse disso para avistar adiante. No entanto, era o que Anne queria para fazer a troca. Com agilidade, pegou a anomalia e colocou suas anotações no lugar. Sem notar nada, a desnorteada guardiã fechou a caixa e a levou para o cofre. Então encaminhou Anne até a área de quarentena para estado de adversidades. Diante de situações de crise, todos os visitantes ficavam isolados em uma saleta para assegurar que não seriam expostos a riscos.

— O que está ocorrendo? — perguntou a sentinela a um guardião que passava em disparada por ela.

— Uma tentativa de acesso indevido por alguém da lista negra.

— Pegaram a pessoa?

— Não sei.

Os labirintos de Urdirac, diante do alarde, estavam ainda mais confusos. Anne foi colocada junto a outros dois visitantes que aguardavam o fim da ocorrência. Andando de um lado para outro, colocou sutilmente a mão no bolso com a caneta e também o objetivo de sua missão. Sentiu um leve enjoo por causa da situação. Estava mal por roubar algo. E também por planejar aquela confusão.

Ela olhou ao longe no horizonte. Agora havia um amontoado roxo nos portões, e outros tantos circulavam pela neve usando o y-Dflux, um óculos que detecta se há alguém plixando ou semiplixando próximo.

Longos minutos se passaram e enfim o alvoroço começou a se desfazer. Até aqui os planos de Anne corriam conforme imaginava. Não demorou muito, veio um guardião até a sala para levá-los. E foi logo anunciando:

— Devido ao incidente, estamos encerrando as visitas. Pedimos que solicitem nova autorização em outra data. Por gentileza, dirijam-se à saída.

Anne acompanhou os demais visitantes, festejando discretamente seu sucesso. Estava relaxada e até esbanjava um pouco de vaidade por ter realizado o feito. A poucos metros dos portões, os guardas estavam recebendo, de todos, os agasalhos. Foi quando Anne ouviu seu nome:

— Anne. É Anne, não é?

Com a respiração cortada, Anne virou-se para a voz e reconheceu a moça, sua vigia.

— No meio da confusão da sirene notei uma coisa... você ficou com um objeto pertencente a nós, não é? — disse ela, estendendo a mão seriamente em direção a Anne.

— Bem... — sobressaltou-se Anne, colocando a mão no bolso da calça.

Os olhos dela encontraram os da guardiã, que confirmou com um gesto o pedido. Sem ter como argumentar, Anne tirou do bolso o que tinha: a anomalia e a caneta. Com um movimento rápido, a mão da moça veio em direção à de Anne e deu o bote.

— Obrigada e até outra oportunidade — comentou, apontando novamente a saída.

Anne quase desmaiou. Gelou todo o seu corpo. Quando entregou seu casaco laranja, nem acreditou que não tinha sido presa. E ainda por cima, estava de posse da anomalia. Anne ria-se por dentro de alívio. A vigia só queria a caneta de volta. Comemorou ao plixar para o parque.

19 ALGUÉM ALÉM E TAMBÉM NINGUÉM

Saindo do eixo das óbvias probabilidades, de novo Virkadaz me surpreendeu. Como pode acontecer tanta coisa louca em tão pouco tempo? Não dá para acreditar. Foi mal chegar em casa para minha mãe correr para conversar comigo. Na hora foi: sujou de vez.

Ela veio com aquele tom de voz sinistro, naquele compasso lento, medindo palavras; tinha coisa:

— Não precisa se preocupar, filho. Pode parecer apavorante. Mas tudo vai dar certo.

Nem consegui falar. Melhor assim. Esperei o resto.

— A Lisa... você sabe dela?

— Só vi no colégio pela manhã — respondi, já sacando que tinha algo com ela.

— Será que seus amigos sabem algo mais?

— Posso perguntar. O que tá rolando?

— Promete que não conta para ninguém? É muito sigiloso. Pode trazer complicações, entende, filho?

— Pode deixar. Boca fechada.

— Lisa foi sequestrada. Gabriel precisa de pistas. Sabe de alguma coisa?

— O quê? Não! Fala sério? De verdade?

— Infelizmente.

— Só sei que o namorado dela é bem suspeito. Não acredito! Pode ser o cara.

— Ele estava com Gabriel, esperando ela chegar, quando os sequestradores fizeram contato.

— Não sou policial, mas isso não quer dizer muita coisa, não é?

— Nada foi descartado ainda, Zuwi. Pergunte para seus amigos. Só peça sigilo, viu?

Aquele baque. E esse é qual, o quarto, quinto desses tempos? Sei lá. Lisa sequestrada! Mas não fazia sentido ser justo ela. O que isso tinha com o assalto? Será que tinha? Marquei uma reunião urgente urgentíssima com a galera. Só Lui não podia. Tinha que ajudar a mãe. À medida que iam chegando, já ia falando. A resposta era a mesma:

— Não acredito! Não pode ser! Eu a vi ainda hoje pela manhã no colégio — totalmente descrente, Lara questionou: — Quem te contou essa asneira? Só pode ser mentira!

— Pior que não — anunciou Zuwi com grande pesar na voz. — Gente, eu só estou contando porque confio em vocês. Precisamos ajudar de alguma forma. Minha mãe me falou agora há pouco...

— Mas, mas como? — indagou Fred, inconformado.

— Bem, o que sei... e na verdade não sei muito... — Zuwi aproximou-se dos amigos — Lisa estava voltando da casa da Anne, a que estamos investigando, e não foi mais vista. Daí Gabriel ligou para minha mãe para pedir apoio.

— Deve ser por causa daquele lance estranho de Gabriel com o assalto. Vai saber?

— Sei lá. Igual, Lisa precisa de ajuda.

— Mas, gente, ela pode ter passado em outro lugar. Ou dado um rolê — argumentou Lara.

— Os sequestradores já ligaram. Gabriel já tentou falar com ela e nada — contou Zuwi.

— E Anne? — perguntou Julie.

— Não conseguiram falar com ela. E não tem ninguém em casa. Pode ter sido sequestrada também — disse Zuwi.

— Credo! — exclamaram Julie e Lara ao mesmo tempo.

— Não podemos contar pra ninguém. Acho que temos que dar uma rodada. Pegar a bicicleta e fazer o percurso delas. Andar pela região para encontrar algo, a bolsa, pistas, sei lá. Que tal? — perguntei, sabendo que concordariam.

***

Não foi pouco. Rodei de bike por horas. Estava no esquema direita, direita, direita em frente. Seguia no looping contornando as quadras. Guiava preocupado; realmente queria ter a sorte de encontrar alguma coisa para ajudar. Terrível pensar na Lisa presa. Passava devagar quando via alguém com a descrição parecida com a dela. Mas uma garota de estatura média, cabelos pretos, lisos e longos, tinha aos montes.

Fred andava por outras bandas. Eu tinha pegado uma mochila, colocado água, uns biscoitos e todos aqueles equipamentos malucos de Virkadaz — ainda não devolvidos para a polícia — e fui do centro para o bairro. Circulava pelas ruas perto do parque, indo mais para leste, onde tinha uma área perigosa. Logo ia escurecer, não dava mais para continuar. Já pensava em desistir por hoje e deixar para voltar no dia seguinte quando, de repente, ouvi gritos nervosos de uma garota.

Dei uma guinada na direção de onde vinham. Parei devagar bem na entrada de um beco. Desmontei da bicicleta. Fiquei escondido, encoberto pelo prédio da esquina. Coloquei o nariz devagar, espiei e voltei. Pude ver nitidamente a mais inusitada cena que poderia esperar naquela região da cidade.

Ali estava Anne sendo arrastada por Simon, namorado de Lisa, e outro gigantão — um cara alto e com braços enormes, da largura de pernas. De onde estava consegui escutar perfeitamente a acalorada discussão:

— O que você está pensando? — gritava Simon. — Não evolar! Esqueceu? Sorte que percebi. Peguei você no plix-atalho. Acha que sou bobo? — guinchou, sacudindo Anne, ainda um pouco abatida pela tentativa.

— Me larga, seu estúpido! Queria que eu viesse a pé para cá? Ou de bicicleta? Daí não chegaria nunca perto do horário — justificava-se, para apaziguar os ânimos. — Estou aqui, não estou? Taí o combinado com você. Cadê a Lisa? Esse era o trato! — agitou-se Anne.

Foi aí que arregalei os olhos e senti vibrar por inteiro. Segurei o coração na garganta, queria saltar para fora do corpo. Colei nos tijolos do prédio. Senti meus dedos grudarem pelo suor. Pensa: Lisa, Anne, Simon, plix-atalho, evolar, sequestro! Trato? Que trato era esse?

Fiquei ouvindo o desenrolar sem saber o que fazer. Eu estava sozinho. Ali não tinha mais ninguém. Risadas arrepiantes ecoaram, voltei a espiar.

— Cadê a Lisa? A Lisa querida? — zombou Simon. — Achou que ela estaria aqui? Para vocês correrem até a polícia ou ir até o meu sogrão? — novamente troçou. — Se liga, Anne. Pensei que fosse mais esperta. Você vai ficar bem juntinho dela até o Gabriel parar de nos perseguir. Roger, coloque o antiplix nela.

A imensa mão do cara soltou no ar algo que piscava alaranjado, igualzinho ao que tinha na mochila. Ele pousou em Anne e injetou algo com suas microgarras na pele. Ela tentou fugir. Não conseguiu.

O tal equipamento devia ter uma ação neutralizante. Além do mais, o grandão ainda a segurou com força.

Os três seguiram até um pouco antes do fim do beco. Arrastaram Anne, se debatendo e esperneando enquanto os dois riam. E lá, incrivelmente, atravessaram a parede. Isso mesmo. Atravessaram a parede. Cadê meus dias tranquilos? Desde quando viram rotina tantos absurdos?

O abalo foi tanto que nem sei quantos minutos fiquei grudado na parede ali, tipo lagartixa. Gelado. O sangue nem corria. Aos poucos me recuperei e fui pensando. Eles só podiam ter plixado. Olhei de volta para lá. Nada. Tomei coragem e fui conferir. Nada mesmo. Tateei o lugar. Nada mesmo, mesmo. Só lixo e seu fedor.

E aí, chamo a polícia ou não? Fiquei me perguntando. Mas como ia explicar? Olha, eles entraram ali, na parede. O que ia adiantar? Qualquer um que eu pensasse não podia ajudar. Tomei a decisão: algum daqueles brinquedinhos ia funcionar para me ajudar a entrar. Depois, improviso.

Lá fui eu tentar um a um, adivinhando como fazer funcionar. Llinky tinha falado de um para descobrir esconderijos e outro para arrombar. Ali devia ter algo parecido. Revirei e peguei o primeiro que achei. Alisei, apertei, sacudi um que tinha pétalas. Custava ter um botão de ligar? Só quando eu posicionei uma mão em cima e outra embaixo foi que luzes acenderam. Mas e aí? O que significava? Levantei e estendi o equipamento para o lugar em que entraram. Os tentáculos pétalas se moveram. Lindo, nada funcional. Devia servir para apontar o esconderijo, coisa que eu já sabia, ou como luminária.

Próximo. A aranhinha de jardim. Esse era doido. Mal encostei nela, já saiu correndo para o lado do tentáculos-pétalas. Uma luz azul brilhante se acendeu. Fiquei animado, algo estava acontecendo. Um som baixo, contínuo e agudo soou. Mudou para vermelho. E... continuou só vermelho. E agora? Encostei nele e senti uma onda de calor, e logo ouvi um estampido seco. Como mágica, uma passagem apareceu bem ali na parede. Na verdade era um buraco retangular preto. Não tinha nada além. Pelo menos não conseguia ver nada.

O jeito era entrar. Catei tudo. E, por precaução, escolhi uns para ter na mão mesmo sem saber o que eles fariam. Esperava que me salvassem. Ali teria bandidos, e precisava me defender com algo, afinal. Vai na sorte. Dei um passo no escuro, literalmente, e senti o estômago comprimir. Pensei no meu pai: ele teria orgulho, ou ficaria louco da vida por eu ter tido coragem de entrar num esconderijo do mal? Doía não saber a resposta.

Então, foi o tradicional rodar, girar, apertar quando se usa o plix-atalho. Daí, *poft*! Lá dentro, caí desengonçado, pronto para o ataque, mas eu estava sozinho, parecia um calabouço. Tinha cheiro de mofo e umidade. Um breve corredor de paredes de pedras cortadas levava a uma porta de madeira rústica. Mas o piso... parecia um espelho, de tão brilhante. Um vento estranho vinha pelas costas de algum lugar não definido. Parecia que conduzia.

Confesso: deu um medão. Só que já não tinha mais jeito. Restava seguir. Antes de Virkadaz e seus mistérios eu teria fugido. Nunca que pensaria me ver enfrentando uma situação como essa. Mal acreditava que era capaz de subir no palco de show de talentos do colégio, quanto mais me aventurar em um universo alucinante e enfrentar bandidos. Fora de questão. Isso acontece com tudo mundo que faz catorze anos ou foi só comigo? Uma coisa era certa, não era normal para ninguém entrar num antro do mal escondido.

Então, fui. Respirei, determinei sair do cagaço e... não tinha mais jeito, afinal. Com um equipamento doido em cada mão, entrei com tudo pela porta. Por vários segundos, os bandidos ficaram paralisados, não acreditando no ocorrido. Eu chacoalhei os aparelhos, torcendo para que funcionassem. Só brilharam. Deu tempo pelo menos de Anne, discretamente, segurar a mão de Lisa, toda esquisitona, pegar algo na mesa e escapulir para o outro lado da cena.

Mas não demorou para a distração virar contra-ataque. Tinha o grandão, Simon, uma garota e um compridão de cabelo esbranquiçado. Cada um correu para um lado. Um tanto patético, devo contar. Eles se bateram e tropeçaram neles mesmos e nos objetos da sala.

— Jogue o da mão esquerda neles, Zuwi! — gritou Anne, percebendo que eu estava perdido. E enquanto o brinquedinho voava, ela silabou algo.

No mesmo instante, todos sumiram. Fiquei de cara.

— O que eu fiz? Desintegrei os caras? — perguntei, embasbacado e em crise por Anne ter me ajudado. Por essa não esperava.

— Foram para um outro plix. Não muito agradável. Mas já devem voltar — respondeu Anne. — Ajude aqui com Lisa.

— O que ela tem? Está drogada?

— Não, está presa no ilusoplix. Mandaram-na para um plix divertido, pelo jeito — disse Anne, afoita. E logo prosseguiu: — Vamos sair daqui. Só tem um problema. Lisa não plixa sozinha e eu estou com um antiplix no tornozelo.

— E agora?

— De onde tirou o Korf, não tem uma destrava? — perguntou Anne, correndo para fora da sala.

— Olha aí, sei lá — disse eu abrindo a mochila.

Após uma revirada nos itens, Anne concluiu:

— Nada. Não podemos ficar aqui no esconderijo. Temos que plixar para fora.

— Não tem outro jeito? Eu posso plixar, não posso?

— Sim, mas talvez não esteja preparado para levar mais duas pessoas com você — contou Anne.

— Temos que tentar! Não há outro jeito. Me explica como fazer. E rápido.

Anne balançou a cabeça em negativa e disse:

— Complicado plixar com tanto excesso de peso. Você pode desmaiar. Mas... certo. — concordou Anne, sem alternativa. — Bem, concentre-se especificamente em sair. Essa é a escolha a fazer. Esqueça a gente. Não coloque atenção em outra coisa.

Segurando o meu braço com força, continuou:

— Você tem que canalizar toda a sua energia para o agora. Pense na realidade alternativa em que você sai daqui. Imagine que é capaz de atravessar a parede, mesmo que não soubesse plixar. Da mesma forma que consegue entrar na água... — Anne suspirou — e deixe que o resto eu faço — completou, quase atropelando as palavras.

O tempo estava correndo, e se a gente não saísse logo dali, seríamos aprisionados pelo bando que retornaria em breve. Respirei fundo, imaginei tudo desaparecer, o preto dos olhos fechados virando o luminoso da grande elipse rasgada de luzes.

Uma leve dormência ecoou nos dedos das minhas mãos e nos pés. E, da mesma forma que da primeira vez, senti uma forte dor de cabeça. Era estranho notar esses sintomas novamente; fazia tempo que não sentia algo ao plixar. Foco no ideal para não falhar. Tinha que plixar para levar Lisa e Anne a salvo.

De repente as pernas fraquejaram e meu corpo começou a tremer. De medo, nem abri os olhos para ver o que se passava. Forcei plixar, mesmo sem saber se funcionaria. Então logo veio uma fraqueza imensa. Fui amolecendo. Não suportava mais, e me deixei cair sem forças no chão, sentindo um formigamento percorrer todos os membros. Os braços pesavam toneladas ao lado do corpo. E experimentei uma frustração por não conseguir nem mexer as pálpebras. Estava consciente, mas não tinha energia para ordenar nenhum movimento.

Ouvia a Anne me chamando, me sacudindo pelos ombros, mas tudo parecia distante. Não sabia nem se tinha conseguido sair. Só confirmei por sentir um cheiro horroroso de lixo. É, estava fora do esconderijo.

— Zuwi, tudo bem? Consegue levantar? — ouvi Anne perguntar com alarde na voz. — Você PRECISA levantar! Temos que sair daqui JÁ!

Cara, estou morto! Não vai dar. Ok, tem que dar. De verdade, mergulhei nas mitocôndrias das minhas células, bem lá de onde a energia nasce, para fazer minhas pernas firmarem. Parecia uma lesma, mexia tudo devagar.

— Anda, vai! — ordenou Anne, com pressa na voz.

Cambaleei em direção à rua, onde postes iluminavam a decadência da região. Anne, coitada, carregava ao mesmo tempo a mim pelo braço, e conduzia Lisa, que parecia uma marionete.

Aos poucos, senti melhorar. As pernas ainda tropeçando, mas já dava para andar. Tomava o ar para recuperar as baterias. Até meio que veio um alívio de ter escapado. Aquela sensação boa de estar a salvo e do imenso susto ter acabado. Andamos alguns metros, distanciando-nos do beco.

Então, bem bizarro, no breu da esquina à frente, ouvi um leve estampido. No susto, paramos. Segurei a respiração para escutar melhor. A noite da cidade, a escuridão quieta, o trânsito longe, mas ali, eu sabia, não estava sozinho.

— Olha só... Estava passando por aqui, e não é que tem uma liquidação de prisioneiros fugitivos?! — declarou um cara careca, com uma cicatriz no rosto e vestindo uma camisa cinza-chumbo e calças jeans escuras.

Ele não tinha cara de bons amigos. Estava a uma quadra e meia da gente. Olhei para Anne e a vi gelar. Se a luz ajudasse, aposto que estava mais pálida do que já é. Fiquei imaginando quem seria esse cara se achando o engraçadão, ainda! Liquidação de fugitivos? Fala sério!

— Zuwi, você precisa fazer de novo. Vai! — ordenou Anne entre os dentes. — Vai logo!

— O quê?

— Você precisa evolar com a gente daqui, agora! — decretou Anne, apavorada.

— Mas eu quase morri algumas quadras atrás, lembra?

— Vai morrer aqui mesmo se não fizer!

Não falei na lata, mas não ia rolar. Mal conseguia andar direito. Então era isso. Eu, Anne e Lisa e a morte à nossa frente. Só podia ser a morte. Nem sabia se em Virkadaz era assim: a morte vinha em carne e osso. Era sinistro. Vinha bem devagar. Dava arrepios a cada estalo do asfalto. Na real, tinha meio uma cara de psicopata. Lembrava alguém. Mas a cicatriz na cara fazia a lembrança da semelhança fugir. Agora, pensando, até a voz era familiar. Estranho.

— Querida Anne, como vai? Não esperou meu retorno para comemorarmos?

— Eita, vocês se conhecem?

— Acho que o seu amiguinho Zuwi foi o estraga-prazeres, não é verdade? Já esperava isso — disse o cara de uma forma lenta, que causava pânico.

Quando ouvi meu nome, além da enorme surpresa, senti um calafrio. Credo! O medo chegou a doer. Ele era a morte mesmo. Sabia até meu nome.

— Ô, senhor dona morte, rola um último pedido? — perguntei, tentando ganhar tempo.

— Pirou, Zuwi? Esse é Mr. Khan. Não tem pedido, não. Temos que fugir daqui. Não entendeu? — falou Anne, desesperada.

— Mr. Khan? Onde ouvi isso?

— Pedido? Essa é nova. Seria para saber a causa do acidente de seu pai? Qual presente ele daria no aniversário do ano que vem se estivesse vivo? O que você pode fazer para preencher a falta dele? Como acabar com o vazio deixado? Ou sobre o medo da solidão? Se sua mãe vai te trocar por Gabriel? Ou se tem alguma forma de sobreviver depois de hoje à noite?

O tal tinha parado para saborear minha reação. A parte do rosto não deformada sorria com escárnio. Não entendo como ele podia saber tanto sobre meus sentimentos. Coisas que eu pensava e nunca tinha contado. Não foi legal. Daí veio mais uma:

— E a anomalia? Está com você, não é, Anne? Preciso dela para meu planos — questionou o tal Mr. Khan de forma agradável, como se perguntasse da tia. — Sabia, Zuwi? Foi ela que pegou desta vez. Em outras foi a Espia. Outra, Mia. Nunca pego de primeira.

Estou impressionado! Todo mundo sabe da minha anotação? E que história doida era essa? Anne está com ela agora? Bem, devia esperar falas estranhas de uma situação surreal. Mais uma de Virkadaz.

Mr. Khan voltou a andar na nossa direção. Anne gemeu e pediu baixinho:

— Se tem algo aí para usar, usa, viu?

— Acabou. Nada mais.

— Não se engane com as pessoas, Zuwi. Muitos virão atrás de você. Não imagina seu potencial. Olha o que tem feito! — disse Mr. Khan. — Quando desbloquear suas limitações...

— Então gostou mesmo do que fiz?

— Oh, sim! — confirmou ele, sem notar o que suas palavras causam na verdade. — Pena ter-se envolvido com as pessoas erradas. Comigo, seu dom já estaria muito mais desenvolvido. E você teria grandes oportunidades e muito poder.

À medida que ele me elogiava, uma energia surgia. Renovava as forças. Até que era bem bom ser reconhecido por um cara desses. Por dentro comecei a me gabar. Mas não para inflar o peito e desfilar orgulhoso. Era que isso estava me ajudando a ter resistência para evolar dali.

— Quanto antes acreditar em seu potencial, maior sua destreza. Será como eu, mais rápido do que imagina. Será imbatível. Manipulações extraordinárias, transmutações sem registro nos equipamentos, acesso aos plix sutis... Virkadaz é o limite, Zuwi. Ajude-me. Eu quero a anomalia.

Não faltava muito. Ele estava bem ali na nossa frente. Uns dez metros. Não tinha mais o que fazer.

— Não vou te dar a anomalia — gritou Anne com raiva. — É o fim? Que seja!

— Não mesmo — falei, já sabendo que estava pronto para tentar a manobra.

Naquele instante, segurei as mãos de Anne e Lisa, inspirei fundo e fiz. Forcei minha mente. Busquei a certeza de ir para bem longe dali. Canalizei a vontade de salvar todos nós. Mr. Khan podia ter-me prometido todo o poder, mas não tinha me falado em deixar elas a salvo. Era isso, o resto não importava. Usei toda a minha energia para evolar.

Se eu perdi o fôlego, imagino Anne. Dessa vez, foi como uma queda vertiginosa em um elevador sem freios. Meus músculos vibravam com a sensação de perda de gravidade. Planava, flutuava e caía. Do nada, movimentos bruscos me empurravam de um lado para o outro no espaço negro em que a gente foi arremessado. Então senti um enorme cansaço. Uma vontade de me largar ali. A moleza invadiu minha consciência. Parecia que nada mais importava, a não ser deixar ir. Minha mão não tinha mais força para segurar as delas. E então, veio o solavanco e o nada.

20 CAMPO AMPLO TEMPO DE PIRILAMPO

— Não acredito. Ele conseguiu! — exclamou Anne aos gemidos, levantando-se lentamente com esforço.

Olhou em volta e tentou identificar onde estava. A noite escura, com pouco luar, não entregava muito. O que conseguia definir era um enorme campo desbastado. Em um dos lados estava mais denso, devia ser uma mata. Esperou os olhos se acostumarem mais para tentar especificar melhor, mas ainda assim não tinha muita coisa concreta além da massa negra. Só bem de perto conseguia definir.

Apalpou ao redor e encontrou Lisa. Tateou a amiga e viu que ela estava de olhos abertos, e sua respiração, controlada. Pulso, ok. Com cuidado, sentou-a para conferir se estava bem. Então procurou Zuwi. Nada por ali. Levantou-se e andou trôpega alguns metros:

— Zuwi? Zuwi!

Circulou a passos inseguros. Sua cabeça doía, estava tonta. O terreno parecia uma pastagem, com sulcos de cascos de animais. Anne ouvia a grama alta ao andar. Caminhou em uma direção, depois para outra. Zanzou por minutos e então tropeçou em algo. Agachou e tocou: era o braço de Zuwi. Procurou o pulso. Estava tão fraco que demorou a achar. Sentiu a respiração debilitada.

— Zuwi, consegue me ouvir? Vamos. Ainda não acabou. Precisamos sair daqui. Eles virão.

Anne o chacoalhou de leve, decidida a avivá-lo. Passou a mão em seu rosto para afastar o cabelo revirado. Então, entre a apreensão da morte e a emoção de ter escapado novamente, Anne encontrou um forte sentimento. Era indefinido, difícil de interpretar. Um afeto inesperado. Podia ser só admiração pela coragem de Zuwi. Ou um carinho pela fragilidade em que se encontrava. Anne não sabia ao certo. Ficou olhando para ele, tentando definir as feições na penumbra. Emocionada, Anne o abraçou. Sentiu vontade de chorar. O aperto cobrava alívio. Não queria que ele morresse. Tinham tanto para aprender juntos. Controlou a emoção dizendo para si que era resultado da fuga dramática. Enxugou as lágrimas, afastou a sensação e disse:

— Zuwi, precisa se levantar para a gente se esconder.

Anne tentou entender outra vez onde estariam. Podia ser uma fazenda, perto da periferia da cidade. Podia ser um plix. Anne desejou que tivesse uma casa próxima ou que encontrassem ajuda logo.

— Zuwi, o que eu faço? Essa sua fuga deve ter brilhado no plixômetro. Logo devem descobrir as coordenadas. Virão nos capturar. Acorda. Está me ouvindo? Se mexe!

— Você é desumana — reclamou Zuwi com a língua enrolada de dor. — Tem noção? Está exigindo demais de mim.

— Ah, que bom! Você está bem?

— Acho que quase morto.

— É sério. Precisa se recuperar. Eles devem vir logo. Consegue andar? Venha, eu ajudo.

Zuwi estava pior do que da outra vez, sentia-se destruído. O corpo estava flácido e descoordenado. Se já era uma tarefa penosa apenas se concentrar para acionar os músculos, imagine mover-se. Reuniu as forças que tinha para se arrastar pela grama fria e molhada de sereno, desejando largar-se ali e adormecer. Custou a se virar e avistar o céu estrelado. Apesar da pressão da fuga, uma sensação boa o tomou. Um misto de orgulho pelas habilidades e saudades dos tempos em que via as estrelas com seus pais. Curtiu o momento por instantes. Apesar do perigo, sentia uma paz pela conquista. A Via Láctea parecia diferente depois de Virkadaz. A ideia de infinito ficou ainda mais infinita.

— Anda — ordenou Anne.

Zuwi se sentou, tomou um ar, sentiu a cabeça girar e pulsar. Uma pontada rasgou em dor de têmpora a têmpora. A pior de todas até o momento. Muito pior que aquela da primeira plixagem.

— Vai ser difícil.

— Terá que superar. E rápido. Cadê sua mochila?

— Sei lá. Perdi. Nem dá para achar nessa escuridão.

As ferroadas dominavam sua consciência, dobravam o discernimento, impediam os movimentos. Zuwi realmente se esforçava, mas o resultado era nada perto do empenho. Anne o pegou pelas axilas e esperou Zuwi firmar as pernas:

— Acho que por aqui devemos ter mais chance de encontrar uma casa.

— Como sabe?

— O céu está mais claro por luzes.

Anne, Zuwi e a alheia Lisa andaram com dificuldade pelo potreiro na penumbra da noite, tentando se distanciar o máximo possível do local plixado. Mas era tudo deserto, não viam luzes, não escutavam sons que não fossem de grilos, corujas ou sapos. Zuwi ainda estava debilitado, os passos eram incertos, por vezes ele tropeçava e se desequilibrava, caindo ao chão. Toda a força tinha fugido de seu corpo, restava somente a necessidade de manter-se em alerta.

Tinham a impressão de ter andado por centenas de quilômetros, tamanho o cansaço, ainda mais com Lisa vindo de arrasto. No silêncio, Zuwi começou a pensar no que Mr. Khan tinha dito. Em como o conhecia e quanto o sujeito lhe era familiar. O mais estranho é que antes do encontro, nunca tinha assumido que a morte de seu pai tinha deixado um vazio. Via agora que era algo profundo e ainda não desvendado. Sentido e não assumido. Vasculhando os sentimentos, poderia encontrar a tristeza da autopiedade. Havia também o lodo viscoso do medo, algo perigoso se não contido. Sentiu raiva de Mr. Khan por ter despertado isso nele. Aquilo estava adormecido, quieto. Ele não tinha o direito de trazer à tona. Não podia ter nomeado o que ele sentia e não conhecia. Agora que tinha dito, não conseguia afastar a sensação. Realmente tinha o vazio, realmente tinha a dor, realmente tinha o ressentimento, realmente tinha a solidão e também o ciúme. Isso dava muito poder ao medo. Mas somente ele, Zuwi, tinha o direito de ter tocado nesse íntimo. Era seu. Mais ninguém tinha permissão. Se alguém podia externar, era ele. E Zuwi decidiu que isso não ficaria assim. O ódio por Mr. Khan o tomou. Quase o fez gritar. Quem ele pensa que é?, perguntou-se. Aniquilaria de alguma forma a fragilidade exposta por Mr. Khan.

Zuwi percebeu que havia muito a descobrir. Estava tudo ali. Virkadaz só acelerou. Ia aproveitar a reviravolta e a revolta do momento para evoluir. Cada mistério, cada dúvida teria resposta. Para começar, queria saber quem era Anne. As diversas perguntas que vinham surgindo desde o encontro com ela naquele plix pipocavam no momento. Assim, sem enrolação, lançou:

— Qual é a tua?

— Quê?

— Quem é você? Desde quando plixa? Por que estava naquele plix do assalto? Qual a sua ligação com o assalto? E com o sequestro de Lisa? O que o namorado de Lisa tem a ver com isso tudo? Como você e Mr. Khan se conhecem? Como foi e por que minha anomalia está com você? Qual é a tua?

Anne inspirou e não respondeu. Dissimulou o descompasso de emoções olhando a ponta do céu, que começava a clarear. Pensou por onde começaria. Organizou as respostas e disse:

— Sou Anne Verzeni, quinze anos, sou visionária desde que me lembro. Meus pais me ensinaram a plixar ainda pequena. Faço parte de uma facção de Virkadaz que tenta fazer o que a Espia Suprema não faz. Estava naquele plix como voluntária, procurando pistas. Na verdade, precisava confirmar a relação de Mr. Khan com o assalto. Ele é o cara mais procurado pela Espia, faz coisas insanas e quer poder, custe o que custar. Ele me conhece desde sempre, sei lá. Desde que plixo. Quando ele apareceu na Index botando terror, meus pais foram uns dos primeiros a propor uma organização para punir quem extrapolasse as leis de Virkadaz. Pena não virem o que ajudaram a criar. Até foi melhor assim. Acho. Com o passar do tempo, a Espia ficou burocrática e perdeu agilidade. Por isso, eu mesma peguei a sua anomalia antes de Simon, que estava a mando de Mr. Khan.

— Você entrou no meu quarto e pegou de baixo da minha cama? — interrompeu Zuwi, indignado. — Mas por que ela é tão importante?

— Não sei os planos de Mr. Khan, só sei que ela é uma chave rara para um plix temporal alternativo.

— Faz sentido. Era parecido com a Index, mas diferente em parte.

— Simon estava namorando Lisa para poder descobrir informações sobre a investigação de Gabriel.

— Que investigação?

— Você não sabe? — questionou Anne, notando o espanto de Zuwi. — Ele é policial, o cabeça da investigação do assalto aos bancos da localidade.

— Ele não é bandido?

— Não mesmo. Ele já prendeu um dos caras de Mr. Khan, está na cola de Alexa, a verdadeira namorada de Simon, e logo que descobrir que Simon é um marginal e está envolvido no sequestro de Lisa, prende ele também.

— Mr. Khan sequestrou Lisa?

— Foi. Para pressionar Gabriel a parar as investigações.

— E por que você estava no beco com Simon? Que trato você fez?

— Eu daria a anomalia em troca de Lisa.

— Caraca, sou um idiota mesmo.

— Por quê?

— Desconfiei de Gabriel, desconfiei de você... desculpa.

— Muita coisa nova, difícil identificar os inimigos e os amigos, Zuwi.

— Por falar em amigos, meus amigos e minha mãe devem estar alucinados com meu sumiço.

— Então vamos. Precisamos sair daqui. Temos que conseguir ajuda.

— Olhe para aquele lado, Anne. Os pontinhos parecem ser vacas. Deve ter uma fazenda por lá.

— Confesso que estou cansada.

— Imagina eu. E a Lisa?

— O corpo cansa igual, mesmo ela não tendo consciência. Deve estar com fome e sede também.

Ao alvorecer, as pernas se arrastavam. O grupo já tinha fugido a noite toda. O ritmo já diminuía. A boca seca e o estômago vazio incomodavam. Enfim, acreditaram que Mr. Khan já não os encontraria. Durante todo o tempo, não viram ninguém mais além deles três. Estavam certos de que agora só precisavam voltar para casa. Pelo caminho, encontraram um pé de laranja. Estava azeda, mas matou a sede e a fome. Deram de comer a Lisa e continuaram.

Em volta, o relevo era de colinas. Um sobe e desce verde, com arbustos pequenos e algumas árvores. As tais vacas continuavam longe. Pontinhos brancos em um vale distante. O sol subia e eles não chegavam a lugar nenhum.

— O que é aquilo, Anne?

— Um rio, uma estrada?

Aceleram com as últimas energias que tinham. Precisavam chegar de vez a algum lugar, não importavao que fosse. Rio, seria água, e podiam seguir o curso. Estrada, seria um caminho até alguma cidade. Na correria, quando o ar começou a faltar, já definiram que era estrada. Mais de perto, viram que a construção não estava finalizada.

— Zuwi, que lugar, afinal, pensou ao evolar? Qual foi sua escolha?

— Não sei bem certo. Pensei em ir para longe. E pensei no meu pai... — Zuwi suspendeu as palavras, girou no meio da rodovia com aspecto de abandonada e concluiu: — Estamos perto de onde meu pai morreu.

21 MOLE, MOLE, ENGOLE O CARAMBOLE E SE CONTROLE

Fui atingido por um terremoto. Minhas pernas moles como batatas fritas do dia anterior vergaram de vez. A paisagem se movia feito navio no mar. Na hora que reconheci aquela estrada cheia de mato e buracos perdi o chão. Podia ser que os pulmões não estivessem dando conta de mandar oxigênio para meu cérebro. Sentia um delírio estranho. A cabeça pesada pela fuga, o mundo passando mais lento e eu onde meu pai tinha morrido. E lá estava. Eu sabia. Logo depois da curva, onde a descida escondia, a estrada acabava. Havia o precipício. Ali, meu pai caiu, com carro e tudo.

Da última vez que estive ali, era um menino de sete anos, acompanhava minha mãe e chorava quase sem entender. Desde então a construção tinha parado e agora o capim tomava conta do asfalto. Mas ouvir dizer que as obras foram ou seriam retomadas nesse ano. Tanto faz. Não mudaria o fato de que meu pai tinha acelerado para o despenhadeiro. Sem explicações, seguiu. Não sei o porquê. Ninguém sabe.

Aceitei o pedido dos meus joelhos para ceder ao peso do meu corpo. Caí de cansaço e ressentimento com o soluço na garganta.

— Mr. Khan estava certo. Todo ano penso no que meu pai me daria no meu aniversário se estivesse vivo.

— Você está bem?

— Foi logo ali que meu pai morreu. O carro dele despencou no abismo.

Eu estava destroçado. Por tudo. As transmutações, as verdades de Mr. Khan, meu corpo, o sono, a fuga, meu pai. Tudo.

— Zuwi... Putz, o que vou te falar? — Anne inspirou. — Talvez seja daí que tira a força para fazer o que faz. Você acha que todo mundo fica plixando fácil como você? Cria anomalias e evola sem nunca ter treinado? Toda dor é energia. No corpo vira doença. Em Virkadaz,faz proezas.

Ela se aproximou, me encarou e disse:

— Vem, vamos lá. É hora de transformar a dor de novo.

Anne estendeu a mão para mim. Pensei em recusar. Mas ela estava certa. Naquela madrugada eu tinha decidido enfrentar minhas aflições. Acabar com as fragilidades. Ir atrás das verdades. Aquele era o momento de mexer no que ficou sem explicação.

Afastei os pés, juntei os joelhos e usei Anne de apoio para levantar do chão. Por um tempo, não quis soltar a mão dela. Andamos pela estrada. Eu, Anne e Lisa. Num compasso lento e penoso. A destruição do asfalto tornava arrastado o caminho. O cheiro de piche começava a levantar com o sol.

Passamos pelos montes de britas. Cones e placas indicativas sinalizavam a interdição. Perto do fim, ainda estavam de pé as vigas de concreto que sustentariam a ponte nunca construída. Havia uma pequena casa de madeira apodrecida que servia de depósito da obra. Restos de madeira, pedras e sucatas esquecidas estavam quase na beirada. E bem longe, no final, uma barreira laranja e branca impedia a passagem. Fomos até lá.

Engoli em seco. Fechei os olhos e inspirei antes de olhar para baixo. Pode parecer bobeira, frescura, o que mais pensarem, mas era muito ruim imaginar a cena. O desespero, a agonia do meu pai. Como lendo os meus pensamentos, Anne disse:

— Talvez ele não tenha sentido nada. Tão rápido. Ou talvez tenha usado o momento para pensar em quem amava para viver sempre com isso.

— Ele morreu. Fim. Ninguém sobreviveria a uma queda dessas. Impossível — disse, me afastando pelo pavor da altura. — Vão retomar a obra. Querem apagar os fatos.

— Aposto que seu pai iria querer seguir em frente. Com perdão do trocadilho.

Não tive como não rir.

— Os freios falharam, ele desmaiou ou o quê?

— Não se sabe. Não acharam nada.

— Estranho. Já pensaram se acaso ele não estava com um ilusioplix como a...

— Ah, muito bem! Sabia que não precisava marcar um lugar para nosso próximo encontro — proferiu uma voz vinda de trás da pilastra da ponte. Era Mr. Khan. — Quando vi no plixômetro para onde tinham evolado, decidi esperar aqui. Só podia ser aqui. Então, aguardei pacientemente. Era o tempo de virem andando tudo isso. Coitados. Levou a madrugada toda. Devem estar cansados.

Ai, céus! Sério esse cara ficar me seguindo? Fora o susto. Vai matar de susto a vovozinha! Na hora gelei. Não botei fé. Mr. Khan na minha frente e o precipício nas minhas costas. Era o fim com certeza. A distância para o outro lado da garganta não parecia grande. Talvez uns quinze metros. Mas tanto fazia. Não dava para atravessar. Então falei:

— Anne, isso de transformar a dor não deu certo. Foi um erro vir aqui. Estamos ferrados.

— Calma. Peraí, tive uma ideia. É isso mesmo. Você tem que transformar sua dor.

— Cara, você é doidona mesmo. Não vê? Não tem saída. Ele está vindo!

— Tem uma frase que Llinky diz para todo discípulo dele...

— Llinky? Você também? É uma gangue? Isso é sério?

— Ei, concentra! Pensa, ele sempre diz: terá que acreditar mais nas alternativas de Virkadaz do que naquilo que vê. Algo assim. Não lembra? Ele deve ter falado. São escolhas, probabilidades infinitas.

— Tá, e daí?

— Sabe a ponte? Ela será construída. Essa é uma possibilidade. Então, em Virkadaz ela já existe em algum lugar, em algum plix. Se a gente acreditar nisso...

— Você não pode estar falando sério.

— Sim. E é a única saída. Não podemos plixar de novo, você está esgotado. Vai acabar explodindo seus átomos. Mas podemos acreditar. Podemos fazer essa escolha.

— Ei, vocês, parem de cochichar. Saiam daí da beirada. É perigoso. Venham para cá, crianças — ironizou Mr. Khan, sem se aproximar do desfiladeiro.

— Não temos tempo — declarou Anne com angústia na voz. — O negócio é o seguinte: os operários vão construir a ponte, ok? Então deve haver um plix em que ela já exista, prontinha. Essa é uma das alternativas da Virkadaz, compreende? Você terá que acreditar com todas as moléculas do seu ser nessa ideia.

— Surtou! Olha o que está me pedindo! Pisar sobre um abismo. Justo no que meu pai morreu!

— Precisa confiar em mim. Segure minha mão. Não olhe para baixo e carregue a certeza de que a ponte existe em outro plix.

— E Lisa?

— Para ela, qualquer coisa é verdade.

Sei lá o que deu em mim. Como pude acreditar em uma loucura dessas? Pensei, ela já deve ter feito algo parecido. Tanto tempo plixando... Perguntei:

— Você já fez isso antes?

Anne não respondeu, deu um passo mais para a beira da rocha. Ficou bem na pontinha, quase escorregando para baixo. Medi a concentração dela. Estava tensa, olhava para o vão à frente, longe no outro lado. O vento fez a roupa grudar no corpo e congelou o meu medo. Então, ao mesmo tempo que ela fechou os olhos, avançou para o nada. Segurei o ar como se pudesse ajudá-la a flutuar. Vi um pé no vazio, depois outro. Ficou suspensa em nada.

Funcionou! Comemorei em silêncio. Aí, ferrou. Bateu pânico. Não podia amarelar. Era minha vez. Tinha que fazer. Será? Vou? Tenho escolha? Então é isso. Ordenei: concentra, acredita. Acredita mais. Acredita pra valer. Vai. Nem deu. Nem deu. Pensei em recuar. Olhei sobre o ombro, Mr. Khan estava lá, sem ângulo para ver Anne, mas pronto para me pegar. Era hora! Bora acreditar do fundo do meu ser. Dei o passo.

Completamente surpreso com a impensável façanha, eu não sabia se vibrava ou se desejava que chegassem logo do outro lado do penhasco. Lá estava eu, numa ponte imaginária. Alucinante! Pairei, parecendo que podia voar, só que tinha algo abaixo, um chão invisível. Eu era sustentado por uma ponte além da Index. Bizarro, muito bizarro. Foi então que fiz besteira: olhei para o fundo. Meleca! Os pés de pena logo viraram dois tijolos. Perdi a concentração, o corpo antecipou a sensação de queda, a vertigem me paralisou. Por segundos, um dos apoios falhou e se tornou ar. O pé solto no espaço estremeceu. Cambaleei, sustentei o peso, busquei equilíbrio.

— Zuwi, imagine o plix com a ponte — pediu Anne. — Esquece o resto.

Nesse momento Mr Khan entendeu o que a gente fazia. De onde aguardava, não tinha percebido o que acontecia até então. Estava tão certo de que não havia saída que não esperava qualquer escapatória. Então, temendo nos perder, veio acelerado na nossa direção.

— Vai, Anne, ele está vindo!

Anne praguejou e agilizou o passo. Ganhou confiança e pisou mais longe. E eu logo atrás, com Lisa marionete. Confesso que estava numa rixa entre o medo e o acreditar. Forçava pensar que havia a ponte, mas vira e mexe vinha a imagem da gente flutuando sobre o penhasco. E de imediato, a base falhava. Guardava o desespero em um cantinho escondido de mim para não atrapalhar, mas ele estava lá.

— O que estão achando, hein? Pensam que não irei aí? Não vão escapar. Não mesmo! — ameaçou Mr. Khan, já furioso, ensaiando avançar pelo abismo.

A gente já estava a mais da metade do caminho quando Anne falou:

— Vão, sigam em frente, Tive uma ideia.

A cena já estava surreal com nós três cruzando o ar, quando a doida da Anne resolveu voltar, passando pela gente. Tive que me espremer para dar passagem sem nem ter tempo de considerar. Então pensei: não mesmo! Se é para lutar, estamos juntos. Deixei Lisa parada ali, sustentada por nada, e dei meia-volta.

— Ei, Mr. Khan! Olha só o que tenho aqui — ouvi Anne dizer, sacudindo um pequeno pedaço de papel.

Eu estremeci ao ver minha anomalia de novo. Mas Mr. Khan perdeu a estribeira. Primeiro se atrapalhou todo. O cara queria tanto o troço que se esqueceu da concentração. E lá se foi o chão, literalmente. Cambaleou, ficou na ponta do pé, se equilibrando em um apoio que vacilava. Vou falar: torci para ele cair. Não deu certo, ele se recuperou. Pior! Ficou injuriado e se lançou para cima de Anne, saltando para a mão dela.

— Aqui, passa pra mim — pedi, já tirando dela antes de Mr. Khan pegar.

Que maluquice! Puro desespero. Brincar disso bem ali. Só podia ter perdido a razão de vez. Anne começou a lutar com Mr. Khan, tentando não perder o foco na ponte e impedindo que ele avançasse. Ela fez um jogo de quadril, daqueles bem safos, de quem já fez isso muitas vezes, e Mr. Khan ficou no vácuo. Eu não vacilei, passei o papel de novo para Anne sem esperá-lo se recuperar. O cara foi ficando cada vez mais nervoso e indignado. Rápido retomou a briga. Pulou nela e segurou o pulso. Vi o risco e parti para cima também. Estava um bolo de gente, nem sei como se sustentando. Eu, aflito, empurrei Mr. Khan na maldade e ele se agarrou em mim para não cair. Mas tombamos os dois. Sabe cena de filme, quando fica em câmera lenta, o bandido e o mocinho caindo, caindo bem devagar? Não foi assim. Tudo foi bem rápido. A gente se desequilibrou e caiu mesmo. Onde? Na ponte invisível, ué! E doeu igual concreto, ok? Mas com o sobressalto o plix-ponte se foi e meu corpo perdeu o chão.

No susto, Anne largou a anomalia. Todos a vimos planando no vento do desfiladeiro. Por reflexo, no desespero, eu agarrei nos pés de Lisa para não ir para o fundo do abismo também. Anne se adiantou para me segurar. Pegou com força meu antebraço e usou o peso do corpo para me ajudar a subir na ponte que só existia para ela, digo, que existia em algum plix. E Mr. Khan?

Foi assim: eu empurrei o cara, a gente caiu, eu segurei em Lisa, ele não encontrou nada para agarrar. Nos segundos em que a anomalia flutuava, gingando pelo movimento do ar, ele se impulsionou para ela. Então caiu, arqueando as costas para o nada. Os dedos estendidos para o papel. Depois... depois me preocupei em me salvar. Não fiquei olhando para ele. Nem sei no que deu.

Eu e Anne nos empenhamos para retomar. Já mais confiantes, depois disso tudo, foi moleza terminar o trajeto. Falando assim, até parece normal cruzar um penhasco imaginando uma ponte. Mas de verdade, já era só alívio.

Só que foi só pisar em terra firme, subir o morrinho da beirada, meu coração quase saiu pela boca de novo. Do nada, ouvi gritarem:

— Lá estão eles! Vamos, vamos!

Ai, fala sério. Não dava mais. O que era agora? Olhei para Anne e ela sorria. Não demorou, ela me largou para trás e correu para a senhora que saía do carro. Só quando o motorista colocou a cabeça para fora é que percebi que estava tudo bem.

— Llinky, ufa! — exclamei de alegria.

Eu não corri para lá, não. Estava morto. Fui devagar, arrastando Lisa e a mim. Já estava até relaxado. Enfim, tinha acabado. Agora era banho e cama. Precisava dormir. Anne ainda tinha energia. Foi contando por cima o que aconteceu:

— Perdi a anomalia. Ela caiu no abismo, lá no rio, vó.

A senhora então soltou um assovio para silenciar Anne e disse:

— Tudo bem, se perdeu para sempre. E espero que junto tenha ido Mr. Khan.

— Duvido — rebateu Llinky.

— Acha que ele conseguiu escapar? — perguntei.

— Isso é assunto para depois de descansarem — disse a avó de Anne.

— Mas como acharam a gente? — quis saber Anne.

— Entrem no carro que conto — pediu Llinky.

Foi dar a partida e uma paz me invadiu. Estava a salvo, estava vivo. Nem acreditava. Pode parecer clichê, mas o som do Opala verde de Llinky estava tocando uma música boa. Das velhas, mas das boas. Bem boa, aliás:

And the shame, was on the other side

Oh we can beat them, for ever and ever

Then we could be Heroes, just for one day

We can be Heroes

We can be Heroes

We can be Heroes

Just for one day

We can be Heroes

Era assim que me sentia: herói. Curti.

22 NO BAGAÇO, COM ESTARDALHAÇO, VEIO O ABRAÇO

— Não, Gabriel. Não concordo! Temos que ir à polícia! — gritava Ligia aos prantos no sofá da sala da casa dele. — Primeiro a sua filha é sequestrada, agora Zuwi sumiu. Com certeza está relacionado. Temos que ir à polícia logo.

Gabriel levantou-se ainda olhando fixamente para os destroços de Ligia. Imaginou os diversos sentimentos que a atormentavam. E os anos de experiência policial nada lhe serviam diante da situação de ter tantas pessoas próximas em perigo. Remexeu-se impaciente entre a mobília, procurando algum resquício de razão. E o que achou foi somente uma única saída: teria que contar toda a verdade.

— Ligia, eu escondi algo de você. — Gabriel inspirou, aguardando uma reação. Vendo que os olhos de Ligia o mediam prevendo uma tormenta, prosseguiu. — Tudo isso é culpa minha.

— O quê? Como assim? Você os sequestrou?

— Não. Claro que não. Nada disso. Jamais... — correu para Ligia e agarrou suas mãos. — É que... sou policial. Ou melhor, eu fui. E agora voltei a ser. É confuso, mas é isso. Investigo o assalto ao banco. Prendi alguns criminosos, e o sequestro é uma revanche.

Ligia fugiu para o canto do sofá. Sentia-se traída e enganada. Buscou controlar o montante de dúvidas que surgiam. Então Gabriel contou:

— Devia ter te falado. Mas achei que poderia expor ainda mais você, Zuwi e Lisa. Entenda... de certa forma, era sigiloso.

— Poderia ao menos ter dito algo, dado um sinal.

— Não tinha como. Não existe dizer apenas uma parte nesse caso. Ou dizia tudo, ou escondia a verdade para tentar evitar o pior.

Gabriel fez uma pausa estratégica para dar tempo de Ligia ponderar.

— O fato é que o sequestro de Lisa tem ligação com minha investigação. Estava chegando perto de prender outros do bando. E agora Zuwi também deve estar em perigo. Não consegui protegê-los! Me perdoe, Ligia.

Ligia começou a desfazer a indignação. Mesmo assim, estava aflita com a situação. Manteve-se dura, recuada em hesitação.

— E então... o que pretende fazer? — disse Ligia, ainda seca.

Gabriel aproximou-se novamente de Ligia e explicou:

— Já acionei secretamente o esquadrão antissequestro. Estão investigando. Mas temos de continuar encenando que não tivemos contato com a polícia. Os meliantes saberiam e seria pior.

— E você diz isso com essa calma? Temos que ficar aqui parados, esperando?

— É o correto, em breve teremos notícias da investig...

A campainha os interrompeu com o estardalhaço característico. Ambos ficaram alguns segundos em sobressalto.

— Eu abro.

Gabriel estava tão transtornado que seus dedos não obedeciam aos comandos de destravar a porta. Assim, achou melhor respirar para recompor-se. A nova leva de oxigênio o fez lembrar-se de que não tinha olhado pelo olho mágico. Nova inspiração, e uniu seu rosto ao buraco da porta para espiar. E como se tivesse levado um enorme choque, repeliu-se da madeira e estremeceu com o susto.

— Ligia! — berrou Gabriel pelo assombro, enfim girando a chave.

Ela correu para junto dele e pôde ver por cima do ombro de Gabriel o rosto de Zuwi e Lisa aguardando para entrar. Sem hesitar e nem pedir licença, Ligia avançou, abraçando com força o filho.

— Zuwi! Você está bem?

— Cansado — respondi.

Gabriel imitou Ligia e logo puxou todos para dentro.

— Pai, acabou! O sequestrador morreu — anunciou Lisa. — Teremos vida normal de novo.

— Sim, vamos. Vocês precisam de um banho — disse Gabriel. — Agora vai ficar tudo bem para todo mundo.

23 CONCLUSÃO DA CONFUSÃO DO MUNDÃO DOIDÃO

— A anomalia já era? De verdade? Tem certeza? — perguntou Fred pela enésima vez depois de ouvir a história toda daquela madrugada.

— Eu vi caindo. Ela e Mr. Khan, abismo abaixo. Sei lá. Acho que... — respondi.

— Sem essa, nem você, nem Anne viram — interferiu Lisa na resposta. — Não mude a história.

— Llinky disse que não registraram nenhum tipo de atividade nos equipamentos. Resumindo: Mr. Khan não evolou — contei, usando o fato para reafirmar até para mim mesmo o desfecho.

— Morreu. É isso — decretou Lara, que estava até esse momento sentada no chão do meu quarto.

— Mas é possível alguém plixar sem aparecer nos aparelhos? — questionou Julie.

— Na real, ninguém tem certeza. Llinky diz que é possível, mas Mia afirma que não — disse eu.

— Ainda não contaram como Mia e Llinky encontraram vocês — falou Lui.

— Anne deixou uma pista enquanto tinha Simon na cola dela — contou Lisa, fazendo cara de admiração.

— Ela deixou o gato no pet shop com um bilhete e pediu para entregar para Llinky, e não para a avó. Quando foram entregar para ele, Llinky logo entendeu o que tinha acontecido. Procurou Mia e eles correram para checar os aparelhos de monitoramento. Foi quando descobriram que Anne tinha roubado a anomalia. Então era só ficar de olho no plixômetro para ver onde ela estaria — descreveu Lisa.

— Só demoraram a nos achar porque andamos pra caramba naquela noite — completei.

— E como foi com ilusoplix, Lisa? — quis saber Lara.

— Usaram um antídoto em mim. Ainda bem que não vi nada. Morro de medo de altura — disse Lisa.

— Não preciso nem perguntar, mas Simon já era, né? — questionou Fred para ela.

— Estão procurando por ele. Foi o que meu pai disse. Com Mr. Khan morto, a investigação do assalto quer prender os outros envolvidos. Continuam atrás do resto do bando.

— Llinky não tinha nada a ver com isso, né? — comentou Fred. — Nem Anne. E está tudo bem com você, Zuwi?

— O Paulo tem conversado comigo, estou em tratamento a pedido da minha mãe. Sabiam que ele é orbícola? — perguntei para a galera.

— O Paulo psicólogo? Então ele sabia que você tinha plixado no seu aniversário? — deduziu Fred. — Oh, céus! Quantos mais estão escondidos por aí? Tem orbícola por todo lado e a gente nem sabe! Isso é assustador. Certeza, eles fazem parte de um esquema escuso e cheio de subterfúgios. Como um vírus, infiltrados no âmago de toda a sociedade. Parecem em simbiose amigável, mas estão só esperando para atacar e dominar tud...

— Fred, ok. Parou o devaneio doido — cortou Julie. — Já sabemos sobre Virkadaz, a Espia, Mr. Khan e tal.

— Eles mentem. Como podem ter certeza de que não nos enganam? — completou Fred, inquieto, dentro de suas hipóteses loucas.

— Fred, você é o nerd paranoico mais engraçado que existe — elogiou Lara, fazendo-o parar de falar.

— Zuwi, e Anne? Como ficou? — perguntou Lui antes que Fred continuasse.

— Bem, não foi penalizada pela Espia Suprema por causa do roubo da anomalia. Era uma boa causa, afinal. Igual está penando. Perdeu vários méritos e caíram pesado no monitoramento. E em mim também. Nem sei como será agora.

Depois do dia na ponte, aprendi que o universo de Virkadaz e suas moléculas inquietas conjuram panoramas surpreendentes a todo instante. Que tempos loucos! Por mais que tentasse, eu não conseguia definir essa tormenta que vivi. Podia ser interpretado como um sonho ruim que acabou. Mas, às vezes, parecia uma premonição do que ainda está por vir.

24 FIM ENFIM OU UM ESTOPIM

A velocidade vertiginosa da descida era acelerada pela desgarrada ânsia de alcançar o objetivo. Mãos e dedos estendidos no ar. Estava quase lá. O suor não chegava a brotar, logo evaporava pelo vento que envolvia o corpo em queda. Em momentos, parecia planar. Em outros o tempo corria rasgado, em sentido favorável ao movimento da paisagem que passava despercebida na encosta.

O rosto com olhos semicerrados chegou a sentir a umidade das gotículas flutuantes na efervescência líquida logo abaixo, quase encostando nela. A vida ficou pendente justamente no segundo anterior ao baque.

A queda parecia a ruína. O cair, o fim. Mas o movimento de retorno da força elástica então impulsionou um revide e fez da descida um começo. Enfim, após a quase derrota, pode-se inacreditavelmente vislumbrar o princípio de um novo tempo. Talvez um desenrolar mais promissor do que aparentava acontecer. Com a anotação em mãos, seus planos eram possíveis.

Da mesma forma que uma ponte pode ser uma alternativa dos diversos desdobramentos da realidade, um *bungee jump* em uma ponte também é. Para Mr. Khan, isso era banal, nada além de uma simples possibilidade. Se para três adolescentes novatos ousar atravessar um abismo mortal significava superação das leis de Virkadaz, o que de mais fascinante poderia propor o supremo conhecimento de Mr. Khan?

LEIA TAMBÉM, DA EDITORA INVERSO

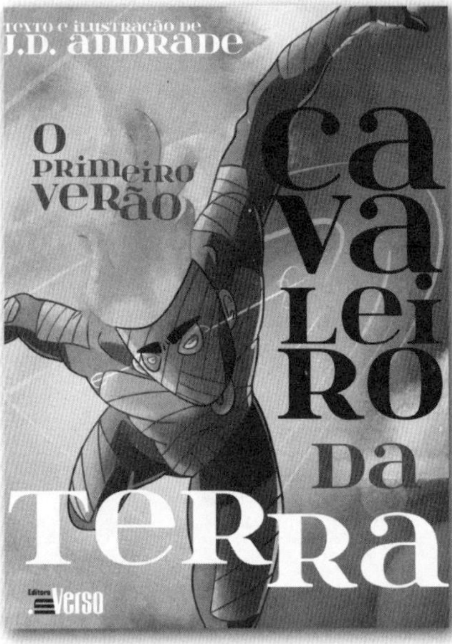

CAVALEIRO DA TERRA:
O PRIMEIRO VERÃO

Um garoto e seu melhor amigo numa situação inusitada.
Uma cidade pequena e pacata, mas com um segredo.
Um vilão que beira o ridículo de tão poderoso.
Um interesse romântico.
Um evento traumático do passado.
Uma família incompleta... e uma aventura instigante do início ao fim.
Não há mais o que se dizer.
É uma história de super-herói.

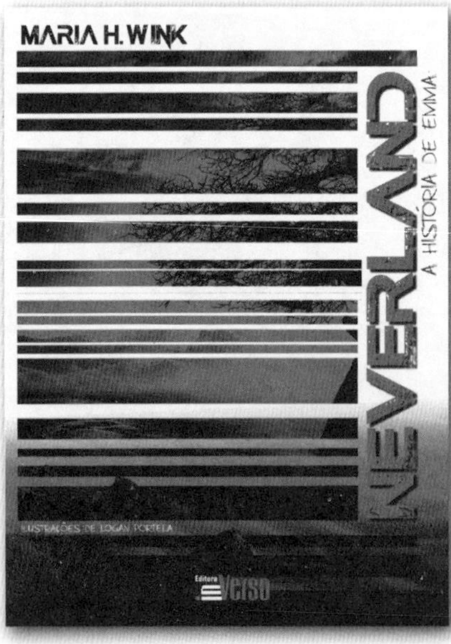

NEVERLAND:
A HISTÓRIA DE EMMA

Quando descobrem o real motivo de estarem estudando, Emma, Alex e Joseph decidem fugir da sua escola e se libertar do sistema em que viviam.

Nessa aventura, eles conhecem segredos e pessoas que podem mudar sua visão do sentido da vida.